実習・臨床で必ず役立つ薬と注射の本

看護学生・新人看護師のための
わかりやすい
与薬 第6版

了徳寺大学准教授　　元茅ヶ崎看護専門学校学校長
石塚睦子　　黒坂知子

TECOM

＊正誤情報，発行後の法令改正，最新統計，ガイドラインの関連情報につきましては，弊社ウェブサイト（http://www2.tecomgroup.jp/books/）にてお知らせいたします。

＊本書の内容の一部あるいは全部を，無断で（複写機などいかなる方法によっても）複写・複製・転載すると，著作権および出版権侵害となることがありますのでご注意ください。

はじめに

　2000年に，看護学生・新人看護師さんの学習参考書としてこの本を出版してから早19年が経過しました。その後，全国各地から看護学生・看護師さんのほか，看護学校の先生，薬剤師さんたちがこの本を役立ててくださっているという嬉しいお便りを頂戴し，ありがたく思っています。

　この本は，与薬に関する看護全般についてまとめてあります。学校での授業時間だけでなく，臨地実習，看護の現場において，必要時に独学でも役立てられる内容です。

　初版からこの本で配慮している点と，今回加筆・修正した点は，以下の通りです。

① 看護の安全教育がより叫ばれている昨今，事故事例と安全対策の内容を充実。
② 注射の安全部位の根拠を正確で緻密な解剖図で説明。
③ 注射の手技は，できるだけ実施者の目線から見た手位置の写真で掲載。実施者の正面から撮影した写真の場合，初学者にはわかりにくいからです。
④ できるだけ最新の器具を紹介。
⑤ 看護は人相手の仕事であり，看護する時に人間的で温かい配慮が重要となるため，実践で活かせるような与薬時の言葉がけの例や態度のポイントを説明。
⑥ 第2版改訂以降，時代の変化に応じ "看護師"・"厚生労働省" へ名称を変更。2002年より，厚生労働省の「静脈注射は看護師業務の範疇」という解釈に変更。
⑦ 第4版から，「注射針」や「輸液・輸血セット」は国際標準化機構(ISO)規格へ統一。
⑧ 第5版では，コアリングに関する様々な考え方をシンプルに整理。
⑨ 今回の改訂第6版では，感染予防のためスタンダードプリコーション（標準予防策）を徹底。

　最後になりましたが，本書出版にあたりテコム 出版事業本部の中村亮子様，小林奈央様，協力企業の皆様，家族・知人，多くの方々に協力を頂きました。心より感謝申し上げます。

2019年2月

了德寺大学健康科学部看護学科　准教授

石塚睦子

目　次

第1～7章，第8章2・3：石塚睦子（了德寺大学健康科学部看護学科　准教授）
第8章1：黒坂知子（元茅ヶ崎看護専門学校　学校長）

第1章　与薬の基礎知識

1 薬物とは ──────────── 2
　薬物の定義 ──────────── 2
　薬物の誕生過程 ──────────── 3
　薬物の名称 ──────────── 4

2 薬物の取り扱い ──────────── 5
　麻薬，向精神薬，覚醒剤 ──────────── 5
　毒薬，劇薬，普通薬 ──────────── 6
　用量・作用に関する用語 ──────────── 6
　薬物の計量法 ──────────── 7
　投与方法 ──────────── 7

3 薬物の体内動態と薬効 ──────────── 8
　薬物の体内動態 ──────────── 8
　薬効に影響を与える因子 ──────────── 9

4 与薬の指示と情報 ──────────── 10
　指示の種類と内容 ──────────── 10
　与薬のとき必要な情報源 ──────────── 11

5 薬物の保管 ──────────── 12
　薬物の管理方式 ──────────── 12
　保管・取り扱いに関する記号 ──────────── 12

第2章　内用薬

1 内用薬とは ──────────── 14
　内用薬の種類 ──────────── 14
　内用薬の吸収経路 ──────────── 15
　内用薬の与薬時間 ──────────── 16

2 内服薬 ──────────── 18
　内服与薬に関する基礎知識 ──────────── 18
　必要物品・与薬方法 ──────────── 21

3 舌下錠 ──────────── 29
　目　的 ──────────── 29
　必要物品・与薬方法 ──────────── 29

4 トローチ（口中錠） ──────────── 30
　目　的 ──────────── 30
　必要物品・与薬方法 ──────────── 30

第3章　外用薬

1 外用薬とは ──────────── 32
　外用薬の種類 ──────────── 32
　外用薬の吸収経路 ──────────── 33

2 含嗽剤 ──────────── 35
　必要物品・与薬方法 ──────────── 35

3 吸入剤 ──────────── 36
　必要物品と方法 ──────────── 36

4 咽頭塗布剤 ──────────── 41
　必要物品・与薬方法 ──────────── 41

5 点眼薬 ──────────── 43
　必要物品・与薬方法 ──────────── 43

6 点入（眼軟膏塗布）剤 ──────────── 45
　必要物品・与薬方法 ──────────── 45

7 点耳薬 ──────────── 46
　必要物品・与薬方法 ──────────── 46

8 点鼻薬 ──────────── 47
　必要物品・与薬方法 ──────────── 47

9 軟　膏 ──────────── 49
　必要物品・与薬方法 ──────────── 49

10 湿布剤（パップ剤），貼付剤 ──────────── 50
　必要物品・与薬方法 ──────────── 50

11 坐薬（坐剤） ──────────── 53
　必要物品・与薬方法 ──────────── 53

第4章　内用薬・外用薬と安全

安全・安心な内用・外用薬与薬のために ──────────── 58
　確　認 ──────────── 58
　安心できる説明 ──────────── 63

第5章　注射——器具と薬品

1 注射とは ···················· 66
注射のはじまり ·············· 66
注射の種類 ·················· 66
注射の吸収速度 ·············· 67
注射薬の吸収経路 ············ 68

2 注射器具 ···················· 69
注射器 ····················· 69
注射針 ····················· 75
注射器と注射針の接続と
　キャップの取り方 ········· 79
注射針の刃面と注射器の
　目盛を合わせることについて ···· 80
点滴セット ················· 82
延長チューブ ··············· 86
三方活栓 ··················· 87
針を用いない閉鎖式輸液ライン器具
　························· 89
フィルター ················· 90
連結管 ····················· 91
シリンジポンプ ············· 92
輸液ポンプ ················· 92

3 注射薬 ···················· 93
アンプル ··················· 93
バイアル ··················· 97
輸液剤 ····················· 99

第6章　注射——方法と援助

1 皮内注射 ··················· 106
注射部位 ··················· 106
必要物品 ··················· 107
注射の手技と物品配置の例 ···· 108
皮内注射の実施 ············· 109

2 皮下注射 ··················· 112
皮下注射の基礎知識 ········· 112
注射部位 ··················· 112
皮下注射の必要物品 ········· 116
皮下注射の実施 ············· 116

3 筋肉注射 ··················· 120
筋肉注射の基礎知識 ········· 120

注射部位 ··················· 120
筋肉注射の必要物品 ········· 131
筋肉注射の実施 ············· 132

4 静脈内注射 ················· 141
静脈内注射の基礎知識 ······· 141
注射部位 ··················· 141
静脈内注射の必要物品 ······· 142
静脈注射の実施 ············· 143

5 点滴静脈内注射 ············· 146
点滴静脈内注射の基礎知識 ···· 146
注射部位 ··················· 147
翼状針での点滴の必要物品 ···· 148
翼状針での点滴の準備 ······· 148
翼状針での点滴の実施 ······· 150
点滴滴下数・所要時間（分）の計算
　························· 154
点滴滴下不良・点滴部位の
　疼痛の原因と対策 ········· 156
点滴の更新 ················· 157
翼状針での点滴の終了 ······· 158
静脈留置針での点滴の必要物品 ··· 159
静脈留置針での点滴の実施 ···· 159
管　注 ····················· 161
側　注 ····················· 162
輸液ポンプによる点滴静脈内注射 ··· 163
シリンジポンプによる静脈内注射 ··· 167
その他の輸液剤の投与方法 ···· 170
左利きの看護師の注射手技 ···· 171

第7章　注射と安全

1 注射と法律 ················· 174
看護師が行える注射の範囲 ···· 174
看護学生の場合 ············· 177
患者が行う自己注射 ········· 177
注射に関連する医療事故と判例 ··· 178

2 注射の利点と欠点 ··········· 181
利　点 ····················· 181
欠点・危険性 ··············· 182

3 安全・安心な注射のために ··· 184
確　認 ····················· 184
清潔・感染予防 ············· 188

注射の速度について 193
異物や空気の混入防止 194
注射薬の配合変化・
　経時的変化への対策 199
保管対策 201
薬物過敏症への対策 201
注射部位に適した薬液の使用 201
安全な部位の厳守 201
安心できる説明と態度 202
痛みへの配慮 204
抗がん剤の漏れ防止 205
廃棄物の処理 207

第8章　小児・高齢者・妊産婦の与薬

1　小児への与薬 210
総　論 210
経口与薬 213
坐　薬 217
皮内注射 218

皮下注射 220
筋肉注射 221
点滴静脈内注射 223

2　高齢者への与薬 229
高齢者の心身の特徴と薬理作用 229
高齢者の薬物療法における "5S"
　.. 230
高齢者の薬物療法に対する
　看護師の役割 230

3　妊産婦への与薬 231
妊産婦の心身の特徴と薬理作用 231
妊産婦の薬物療法における
　看護師の役割 232

参考文献 233
協力企業一覧 236
索　引 238

注射方

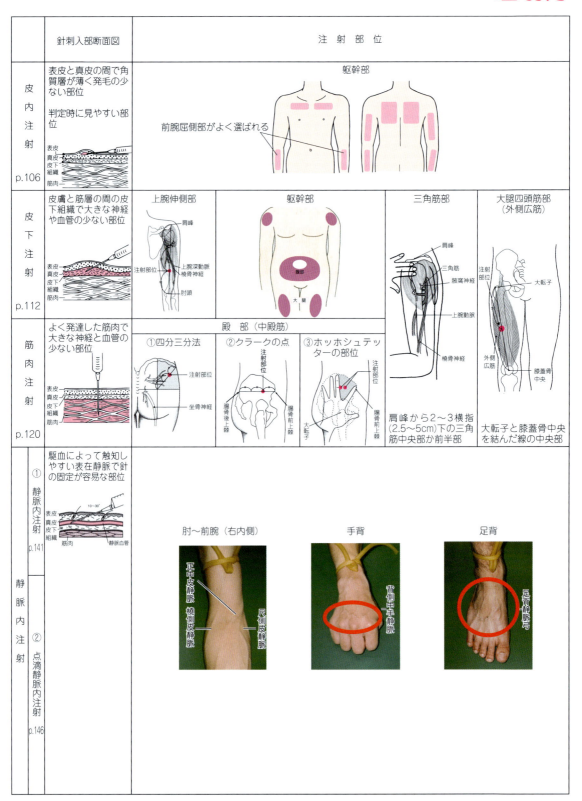

法一覧

針の刺入角度と注射器の持ち方	使用注射器具				薬液			薬液の吸収		備考
	注射針			注射器	注入量	液の特徴		吸収の速さ	経路	
	太さ:ゲージ	長さ	刃面角度							
針で皮膚をすくうように0°に近い角度で刺す 細め↑	27 26	1/2インチ (1.3cm)・3/4インチ (1.9cm)	SB 18°	指示によるが0.5〜1mL	指示によるが約0.02〜0.1mL	ツベルクリン反応液 無菌の薬液		極微量の注射薬をゆっくり吸収 注射法の中で最も吸収が遅い	4位	皮内(→局所反応)→皮下→筋肉→静脈・心臓→動脈に入り全身循環→目的部位で薬効→肝臓で代謝・腎臓から尿排泄	判定が不正確になるため注射部位をマッサージしてはいけない 【判定時間】ツ反→48時間後 抗菌薬のアレルゲンテスト→15〜30分後
皮膚をつまみ10〜30°の角度で刺す	27 26 25 24 23 22	5/8インチ (1.6cm)〜11/2インチ (3.8cm)	RB 12°	指示によるが2mL以内	指示によるが約0.1〜2mL	等張性 非刺激性 非粘稠性 溶解性 懸濁液(インスリン) の無菌の薬液		筋注の1/2,静注の1/10と遅いが,インスリンなどの投与時に効果が持続する利点がある	3位		皮下注・筋注で同じ三角筋部を選んでも各々針の角度と深さが違うので注意
皮膚を張って45〜90°の角度で刺す	24 23 22 21	5/8インチ (1.6cm)〜11/2インチ (3.8cm)	RB 12°	指示によるが2〜5mL	指示によるが約5mL以下	同上 ＋ 油性 懸濁液 刺激性 の無菌の薬液		筋肉は皮下よりも血管に富み,薬液の吸収速度は皮下注の2倍	2位		筋層は間隙が少ないため薬液注入時に痛みが出やすく炎症・筋拘縮を起こすことがあるので,頻回に同一部位へ注射をしてはならない
駆血帯を巻き静脈を怒張させてから皮膚面に対して10〜20°の角度で刺す(駆血帯を外して薬液を注入) 翼状針の刺入	23 22 21 20	注射針 輸液針 11/4インチ (3.2cm)〜11/2インチ (3.8cm)	SB 18°	指示によるが100mL程度まで(50〜100mL以上は点滴やシリンジポンプを使用することが多い)	無菌で発熱物質やショック誘発物質や塞栓物質を含まず血管への刺激性が少ない薬物 ただし局所刺激性のある抗がん剤や高張液を適用することもある			直接静脈を経て約5〜10分で全身に薬物がいきわたる 直接血管内に投与するため薬効出現が迅速 反面副作用の出現率も大きくなるので注意	1位		抗がん剤など血管外に漏れると筋肉・皮下組織に壊死を起こすことがあるため,筋注・皮下注のできない薬液の投与時には漏れにくい針を選びしっかり固定し血液で漏れていないことを確認後注入 万一漏れたりその疑いがあるときは医師に知らせ迅速に処置(p.156, 205)
静脈留置針の刺入 太め↓	輸液剤一般 23 22 21 20 輸血 20 19 18	翼状針 1/2インチ (1.3cm)〜3/4インチ (1.9cm) 静脈留置針 3/4インチ (1.9cm)〜2インチ (5.1cm)		輸液剤に混注する薬液がある場合,その量に応じて準備 成人用点滴セットの場合,患者に変化がなければ一般的に約60〜80滴/分で滴下 時間指定があればそれに従う						

【点滴所要分数】
$$\frac{指示総量(mL)×点滴口の滴数規格(成人：20滴/mL,小児：60滴/mL)}{滴下数/分}=所要分数$$

【時間指定がある時の滴下数/分】
$$\frac{指示総量(mL)×点滴口の滴数規格(成人：20滴/mL,小児：60滴/mL)}{所要時間×60(分)}=滴下数/分$$

※点滴口の滴数規格　成人セット：20滴/mL,小児セット：60滴/mL

第 1 章

与薬の基礎知識

1 薬物とは

英語の drug（薬）と medication（薬物）の二つの単語は，広義には同様の意味をもっていますが，狭義には健康状態に良くも悪くも作用するあらゆる薬のことが drug と呼ばれ，その中で薬を用いる人の利点を考えて疾病診断・予防，治療時などに使用される薬が medication と呼ばれています。

薬物療法が安全で効果的に行われるよう，看護師は援助していかねばなりませんので，そのために必要な基礎知識をまず確認しておきましょう。

薬物の定義

薬物（医薬品）は，その品質，有効性，安全性を確保するために，「医薬品，医療機器等の品質，有効性及び安全性の確保等に関する法律（薬機法）」で製造，輸入，販売，品質基準，取り扱い，広告などに関して規制を受けています。

医師の処方箋で処方され保険制度のもとで用いられる医療用医薬品と，それ以外の一般用医薬品に分けられます。

薬機法では，医薬品について次の（1）～（3）のように定義されています。

薬機法で，医薬品とは以下の（1）～（3）をいう。

（1）「日本薬局方」におさめられているもの
「日本薬局方」とは，厚生労働大臣が「薬事・食品衛生審議会」の意見を元に定めた医薬品の規格・基準・標準的試験法などを示す公的規範書です。薬機法第41条により，医薬品の性状・品質の適正を図るため1886（明治26）年に初版が公布され，医薬品の開発，試験技術の向上に伴って，今日まで改訂が重ねられてきました。「日本薬局方」には，我が国で繁用されている医薬品が収められています。各医薬品については，日本名，英名，ラテン名，製法，貯法，有効期限，その他が記載されています。

（2）人または動物の疾病の診断，治療または予防に使用されることが目的とされるものであって，器具機械でないもの
〔例〕 ● 診断時に用いられる薬剤（造影剤，検査用試薬など）
 ● 治療や対症療法で用いられる薬剤（抗菌薬，化学療法剤，鎮痛解熱剤など）
 ● 疾病予防に用いられる薬剤（B型肝炎やポリオなどの感染性疾患の予防ワクチン）

（3）人または動物の身体の構造または機能に影響を及ぼすことが目的とされているものであって，器具機械でないもの
〔例〕 ● 身体の構造または機能に影響を及ぼす薬剤（手術を行うために使用する麻酔剤や筋弛緩剤など）

●医薬品とは●

2

薬物の誕生過程

新薬の開発にはいくつものクリアしなければならない段階があり，それには10数年の期間を要し，何百億円もの経費がかかるといわれています。

新薬が誕生するまでの過程は次のようになっています。

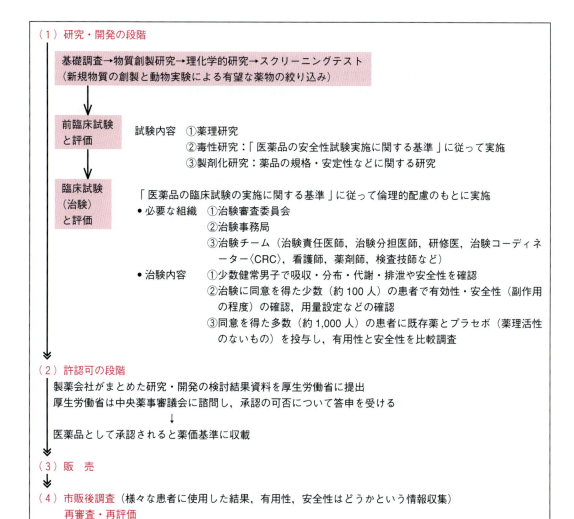

●薬物（新薬）の誕生過程●

薬物の名称

薬物（医薬品）の名称には，次のようにいくつかの呼び方があります。

	[例]
（1）**一般名**： WHO（世界保健機関）の名称規則に準じた国際的な一般名があるが，我が国では中央薬事審議会医薬品名称調査会で決められた公的薬名を用いる。	セフメタゾールナトリウム
（2）**商品名**： 各製薬会社がつけた名称。同一成分の薬剤（一般名は同じ）でも他社の同種商品と区別するためにつけられた名前。 ®（registered trademark）がついている場合は商品名・登録商標である。	セフメタゾン®（三共） リリアジン®（東和）
（3）**略　号**	CMZ
（4）**約束処方箋の略号・記号**：各病院で通用する略号・記号	CMZ

●医薬品の名称●

2 薬物の取り扱い

麻薬，向精神薬，覚醒剤

1. 麻薬，向精神薬

麻薬にはモルヒネ，コデイン，コカインなどがあり，強力な鎮痛作用があるため患者の疼痛コントロールに使用することがあります。しかし，連用すると精神障害などの大きな問題を引き起こすため，誤った使用や乱用，社会への流用を必ず防止しなければなりません。また，向精神薬の中にも連用によって強い習慣性をもつものがあるため，「麻薬及び向精神薬取締法」によって管理方法や取り扱いが厳しく規制されています。

麻薬は，丸枠に「麻」の文字が表示されています。ほかの薬剤とは区別し，鍵のかかる堅固な設備の場所に保管されなければなりません。

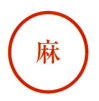

●麻薬の表示●

---

① **麻薬注射・処方箋の発行**：麻薬施用者の免許をもった医師・歯科医師・獣医師が麻薬注射・処方箋を発行する

↓

② **麻薬の交付**：麻薬管理者の免許をもった医師・歯科医師・獣医師・薬剤師が麻薬を交付する

↓

③ **麻薬の投与**：医師または看護師が患者に投与する

↓

④ **実施後**：施用箋，麻薬の残薬または空アンプルを麻薬管理者に返却する
患者が死亡した際に麻薬の残りがある場合は，麻薬管理者が残量を確認し廃棄手続きをとる

●麻薬使用の流れ●

---

① **麻薬管理者の免許をもった薬剤師・医師・歯科医師への報告**：看護師，医師，（麻薬施用の免許をもった医師または歯科医師）が，速やかに報告する

↓

② **都道府県の麻薬取締官への届け出**：麻薬管理者が，速やかに届け出る

↓

③ **都道府県知事への届け出**：都道府県の麻薬取締官が，速やかに届け出る

●麻薬中毒者が出たときや
麻薬所在不明・破損時の届け出●

2. 覚醒剤

覚醒剤は麻薬・向精神薬と同様，連用による慢性中毒の危険性が大きく，「覚せい剤取締法」の規制を受けています。また，覚醒剤でなくてもエフェドリン塩酸塩などのように覚醒剤の原料になりうる薬品がありますので，取り扱いに注意しなければなりません。

※大　麻

大麻は医薬品としては施用されません。誰といえども大麻から製造された医薬品を施用してはならないことになっています。

毒薬，劇薬，普通薬

医薬品は人または動物への危険度，薬理作用の強さに応じて，毒薬，劇薬，普通薬に区分されます。

1. 毒　薬

医薬品の中で，作用が極めて激しく，有効量と致死量が近いため危害を与えるおそれがあるものを毒薬といいます。

表示は黒地に白枠，白字で薬品名を書き，「毒」と明示してあります。

ほかの医薬品と区別して，鍵をかけて保管しなければなりません。

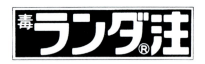

●毒薬の表示●

2. 劇　薬

医薬品の中で，作用が毒薬に次いで激しく，有効量と致死量が近いため危害を与えるおそれがあるものを劇薬といいます。

表示は，白地に赤枠，赤字で薬品名を書き，「劇」と明示してあります。

ほかの医薬品と区別して保管しなければなりません。

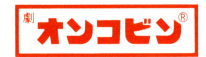

●劇薬の表示●

3. 普通薬

麻薬，覚醒剤，毒薬，劇薬以外の比較的安全性の高い薬品は，普通薬と呼ばれ，表示には特定の規定がありません。

用量・作用に関する用語

薬物療法の目的は，療法を受ける人にとって有効でなければなりません。使用する薬物の用量や作用に関する用語の知識をもって安全に薬物を投与しましょう。

非有効域	治療域(有効域)	中毒域
治療効果が得られない	最低有効濃度 ◀━━━▶ 最高有効濃度 薬の種類によって幅が異なる 治療効果が得られる	有害作用が出る
※投与による血中濃度には，個人差がある		

●薬の量に関する用語●

主作用	副作用・有害作用
目的とする有効な作用	好ましくない作用 薬の添付文書による副作用の発生頻度の記載： 「稀に」は 0.1％未満，「時に」は 0.1〜5％未満をいう

●薬の作用に関する用語●

薬物の計量法

　薬物の投与量に関する単位は，18世紀の後半にヨーロッパに紹介されたメートル法が採用されています。

- 体積を表す単位
  例：mL（ミリリットル），L（リットル）
- 重量（質量，重さ）を表す単位
  例：mg（ミリグラム），μg（マイクログラム）

投与方法

　薬物の投与方法には，大きく3種類あります。

①内用：経口的または口腔内に薬物を投与する

②外用：主として局所的に皮膚・粘膜などへ薬物を適用する

③注射：注射器具を用いて経皮的に薬物を注入する

第1章　与薬の基礎知識

7

3 薬物の体内動態と薬効

薬物の体内動態

　生体内に投与された薬物が，時間経過の中で質的・量的に変化する過程を，薬物の体内動態といいます。

　薬物の体内動態過程は，吸収→分布→代謝→排泄という過程をたどります。

1. 吸　収

　薬物が与薬部位から循環する血液中へ移行することを吸収といいます。

　静脈内注射の場合は，直接静脈血液中に投与するため吸収速度が速まります。

2. 分　布

　吸収された薬物が，身体の各組織や作用部位（患部）に移行することを分布といいます。

　薬物の分布は，血漿蛋白量や体液成分によって変化します。

　また，一般に脳や胎児へは血液中の薬物が移行しにくいとされ，薬物によっては特定の組織に集まる特徴をもちます。例えば，ヨード剤は甲状腺に集積し，ほかの組織には集まりません。

3. 代　謝

　薬物は肝臓で体外へ排泄されやすい物質に変化したり，不活性化されます（なかには活性化される薬物もある）。このことを代謝といいます。

4. 排　泄

　薬物の排泄経路は次の①～③の経路が考えられますが，主として①，②によります。

①腎臓で濾過され尿中に排泄される

②肝臓で代謝され，胆汁に入り便に含まれて排泄される（腸管で再吸収されるものもある）

③そのほか，呼気，汗，唾液，乳汁などから排泄されるものもある

薬効に影響を与える因子

　同一薬物が投与されたら、誰でも同様に吸収、分布、代謝、排泄されるかというと、必ずしもそうではありません。薬効の出現は、様々な因子によって左右されます。

1. 患者の条件

① 疾病や症状の状態, 既往歴
② 投与部位(口腔, 消化器, 皮膚, 血管, 体液バランスなど)の状態
③ 飲食物の摂取状況
④ 薬物代謝に関わる肝臓や, 排泄に関わる腎臓の機能
⑤ 年齢(小児か成人か高齢者か)
⑥ 体型(身長と体重)
⑦ 妊産婦か否か
⑧ アレルギー体質などの遺伝的素因
⑨ 薬物療法に対する意識, 薬物療法実施時の心理状態
⑩ 連用による蓄積, 耐性, 依存状態の有無
⑪ 性別(女性は男性より体内の脂肪量と水分量が多く, ホルモンも異なる)
　　　　　　　　　　　　　　など

2. 薬物の条件

① 薬物の種類
② 作用機序
③ 使用量, 濃度
④ 投与期間
⑤ 投与時間
⑥ 単独投与か多剤併用か
⑦ 多剤併用時, 相加・相乗作用を示すか, 拮抗作用を示すか
　　　　　　　など

3. 医師, 薬剤師, 看護師の条件

① 指示を出す医師
② 調剤する薬剤師
③ 与薬を行う看護師の知識, 技術, 態度など

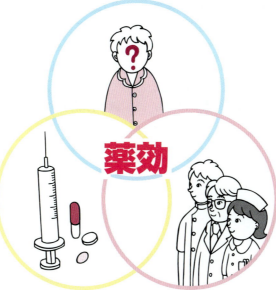

第1章　与薬の基礎知識

4 与薬の指示と情報

指示の種類と内容

医師が薬物療法の指示を出すには以下のような方法があります。

（1）定時指示	中止の指示が出るまで決められた期間に実施され続ける指示
（2）臨時指示（要時指示）	頭痛，発熱，疼痛，嘔吐などの問題に対して，必要時に出される指示
（3）1回指示	継続されない1回のみの指示
	（例）術前の前与薬など
（4）即時指示	今すぐ投与するというような指示
	（例）血圧低下時昇圧剤
（5）口頭指示	医師が口頭で出す指示（電話での指示もあり，復唱し間違いのないようにして与薬する）。この場合は投与後に医師が指示伝票を書くことになる
	（例）患者の急変時など

●指示の種類●

　与薬の指示の内容は，①患者の姓名，②薬物の名称，③投与日時，④投与回数，⑤投与量，⑥投与方法（経口，筋肉注射など）からなり，医師が処方します。

　過去に，指示伝票に書かれた投与量「1 コ」（医師は1とカタカナのコ〈個〉を書いたつもりだった）を看護師が「12」と読み，医療ミスが起こったことがあります。緊急時で指示が手書きの場合は，正確に記入してもらい，はっきりしない場合は医師に確認を取ることが大切です。そして，投与量などに関する薬理学の知識と判断力も大切になります。

10

与薬のとき必要な情報源

医師の指示を受けて薬物を投与する場合に，看護師が情報として得ておくことは，まず指示された患者さんの状態です。なぜその薬物が適しているかを理解しておく必要があります。

そして，次に薬物に関する情報です。数多い医薬品のすべてを記憶することには限界がありますが，日頃から最新版の薬品集や薬物についてくる『添付文書』，薬剤部からの情報など，正確な薬物の情報源を調べる習慣を身につけておくことが大切です。最新の知識を得る努力をしつつ，それでも不明な薬物の投与をしなければならないときは，正確な手段を使って必ず調べ与薬しなければなりません。

※添付文書（能書き）

薬が正しく使用されるための説明書で，「薬機法」により記載しなければならない項目が決められている。その内容は厚生労働省が承認したものだが，臨床での使用結果をふまえ，適宜訂正されていくため，古いものを見て安心していてはならない。最新のものを読むようにする。また，添付文書に記載された適用疾患外に用いた場合は，原則としてその薬物使用は保険適用外の扱いを受ける

第1章 与薬の基礎知識

5 薬物の保管

薬物の管理方式

薬物の管理方式は，大きく3通りあります。施設，職員，患者の状態によっていずれかの方法がとられたり，併用されたりします。

●薬物の管理方式●

（1）使用単位方式（ユニットドース方式）
薬剤部で患者個々の分を包装，ラベルつけし，病棟に送る。病棟の看護師が再確認し与薬する

（2）在庫方式（ストック方式）
病棟で頻回に使用される薬物を大量にストックしておき，看護師が調合や与薬を行う

（3）自己管理方式
患者のベッドサイドに薬物を保管しておき，患者が指示時間または必要時に自身に投与する

保管・取り扱いに関する記号

薬の保管方法や取り扱い方法などを図・記号で表したものには，次のようなものがあり，「ケアマーク」と呼ばれています。日本薬局方では室温：1～30℃，常温：15～25℃，冷所：1～15℃など，温度の規定があります。

2～10℃で保管

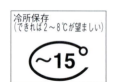
15℃以下（できれば2～8℃）で保存

2～8℃で保存し遮光する

禁・凍結
2～8℃で保管し凍結不可

●医薬品専用ケアマーク（例）●

衝撃注意

取り扱い注意

横倒厳禁

水ぬれ注意

手かぎ禁止

日なた厳禁

転倒注意

火気厳禁

●医薬品，一般貨物共通のケアマーク●

第2章

内用薬

1 内用薬とは

内用薬とは，経口的または口腔内に与えられる薬剤です。

内用薬の種類

内用薬には以下の種類があります。

1) 内服薬

口から消化管へ飲み込む薬剤を内服薬という。
剤形には，散剤，細粒，顆粒，錠剤，カプセル，水薬などがある。

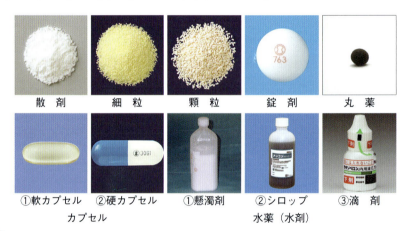

散剤　細粒　顆粒　錠剤　丸薬

①軟カプセル　②硬カプセル　①懸濁剤　②シロップ　③滴剤
カプセル　　　　　　　　　　　　水薬（水剤）

2) 舌下錠

舌の下に含んで急速に溶解させ，迅速な薬効を狙う錠剤をいう。

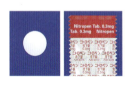

舌下錠

3) トローチ（口中錠）

口腔内でしゃぶりながらゆっくり溶解させ，咽頭への局所作用を狙うのがトローチである。

4) バッカル錠

臼歯と頬の間にはさみ，唾液でゆっくり溶解し，口腔粘膜から吸収をはかる薬剤をバッカル錠という。

5) 咀しゃく錠（チュアブル錠）

口中でかみ砕いて，服用する薬剤を咀しゃく錠という。

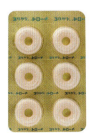

トローチ

内用薬の吸収経路

内用薬のうち，舌下錠，トローチ（口中錠）の吸収経路は以下の通りです。

1）内服薬

①口腔　②咽頭　③食道　④胃　⑤小腸　⑥門脈　⑦肝臓で初回代謝※　⑧肝静脈→下大動脈→心臓→肺動脈→肺→肺静脈→心臓

⑨心臓の大動脈から全身循環
↓
目的とする組織で薬効発揮

※⑦肝臓で初回に薬剤が代謝され薬効が一部喪失してしまうことを「肝臓での初回通過効果」という

⑩肝臓で代謝→胆汁→便中排泄
または腎臓→尿中排泄

2）舌下錠

①口腔　―舌下の血管から直接心臓に薬剤が吸収される→　②心臓で薬効発揮
または大動脈から全身循環し
目的とする組織で薬効発揮

③肝臓で代謝→胆汁→便中排泄
または腎臓→尿中排泄

3）トローチ（口中錠）

①口腔　②主として
口腔・咽頭
局所で
薬効効果発揮

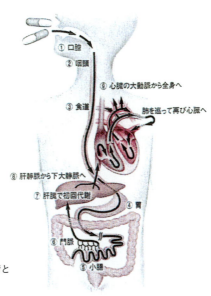

(石塚睦子，林省吾他：看護で役立つ診療に伴う技術と解剖生理，丸善出版，2014，p.5)

●内服薬の吸収経路●

内用薬の与薬時間

　与薬時間の多くは，食事を中心にして指定されています。食事が人の基本的生活習慣であり，1日3回の食事時間に合わせておくと飲み忘れが防止できることが一つの理由です。ほかに，薬剤の作用と食事の関係や消化管への影響から食事前・後，食間が選択されます。

　また，食事とは関係なく，内服の必要性，生体への薬剤の作用，血中濃度の一定化などを考えて与薬時間が指定される場合もあります。

■■服用時間に関する表現

日本語	英語	ドイツ語	ラテン語	服用時間帯	例
食　前	before meals	vor dem Essen	ante cibum	食事前約30〜60分	・胃粘膜を刺激して胃液分泌や胃の蠕動運動を亢進させる食欲増進剤
朝食前	before breakfast	vor dem Fruhstuck (vor dem Morgenessen)		朝食前約30〜60分	・食物が胃内へ長く停滞するのを防ぎ胸部の不快感を予防する制吐剤 ・胃粘膜を麻痺させて胃痛を防ぐ剤
食直前				食事を始める少し前	・食物吸収と同時に作用して糖質の消化・吸収を遅らせ、食後の急激な血糖上昇を防ぐ糖尿病患者用の血糖上昇抑制剤は、効果的な時間は食直前が食事と一緒の服用がよい。しかし、胃腸障害があれば食後に服用。食事をしない場合に服用すると低血糖を起こすので、その際は服用を中止し、医師に指示を確認する
食直後	immediately after meals	sofort nach dem Essen		食直後すぐ	
食　後	after meals	nach dem Essen	post cibum post cibos	食事後約30分 (食事後2時間くらいまでをよしとする場合もある)	・薬効発現時間を考慮した消化剤 ・消化管の粘膜を刺激して胃腸障害などの副作用を起こしやすい解熱鎮痛剤、抗がん剤、副腎皮質ホルモン剤などその他様々な薬剤
朝食後	after breakfast	nach dem Fruhstuck (nach dem Morgenessen)		朝食後約30分	
昼食後	after lunch	nach dem Mittagessen		昼食後約30分	
夕食後	after supper	nach dem Nachtessen (nach dem Abendessen)		夕食後約30分	
食　間	between meals	zwischen dem Essen		食事後約2時間 (食事中という意味ではない)	・食物に吸収されず胃粘膜にバリアを作り保護する胃潰瘍などの胃粘膜保護・修復剤 ・マーロックス®のような懸濁性の制酸・胃粘膜保護剤は、胃粘膜に直接作用しない薬を同時に飲むと懸濁剤に薬が吸着されてしまう。食物が胃から腸へ移行したとき、胃内酸度の上昇を防ぐためには食後1〜2時間後に服用する
就寝前	at bedtime before retiring	vor dem Schlafengehen zu nehmen	hora somno hora decubitus	就寝前 (だいたい21時頃)	・眠剤、下剤など ・鉄剤:一般的には空腹時のほうが吸収されやすいので、就寝前、食前、食間の服用が効果的。しかし、胃腸障害があれば食後に服用する
頓　服	to be taken at once		unum sumatur	必要なとき	・不眠時に服用する眠剤、便秘時に服用する下剤、解熱鎮痛剤(胃腸障害があれば食後が決まっておらず、狭心症発作時など1日何回、あるいは何時間ごとというように時間間隔で用いる薬剤
時間薬				一定時間ごと	・薬物の有効な血中濃度を保つため、例えば6時間、8時間間隔などの一定間隔で用いる薬剤。抗菌薬など

2 内服薬

　薬剤を口から飲むことを内服といいます。舌下錠や注射法に比べると，やや効率が悪い吸収経路で，薬効発現までに時間を要しますが，注射法のような組織の損傷や痛みはなく，簡単な与薬方法といえます。
　内服薬は，消化管の局所や全身的に薬剤の作用をもたらすことを目的として投与されますが，その方法上，消化管で破壊される薬剤や胃腸障害のある人，あるいは胃腸障害をひどく起こす薬剤は適用になりません。また，吐気，嘔吐のある場合や意識障害，嚥下障害の患者さんも一般的には適用になりません。

内服与薬に関する基礎知識

1）散剤の舌への与薬部位

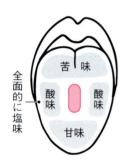

※舌のどこに投与するか
　舌中央は味蕾（味覚器）がないため，味をあまり感じない。飲みにくい薬剤は舌中央に与える。奥に与えすぎると苦味を感じたりむせてしまう場合があるため気をつける

※水を与えるときの注意
　唾液だけまたは少ない水で薬を飲ませると，食道に薬剤が停滞し，つかえ感が残るほか，薬剤の溶解・吸収が遅れてしまうおそれがある。また，薬が強酸性の場合，食道粘膜が損傷を受け，局所の循環も不良となり潰瘍を作るおそれがあるので気をつける

2）シールされた薬包紙のカット例

　手または，はさみでカットします。絶対にこの切り方でなければならないということではありません。要は患者さんが飲みやすければよいのです。

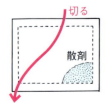
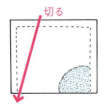
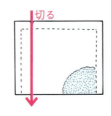

※カット後、シール部分を開いてもよい。その際薬をこぼしてしまわないよう注意する

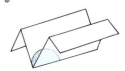

3) 正方形薬包紙の開き方例

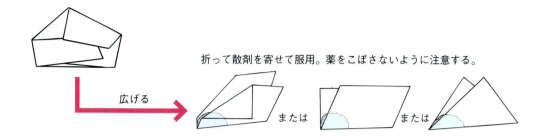

※ 正方形薬包紙は以下のようにして折ってある

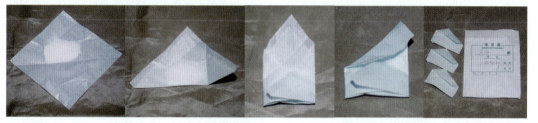

※ 薬包紙の大きさは、大が12×12cm、中が10.5×10.5cm、小が9×9cmのものがある
※ 薬包紙の色は3種類ある　（①白：一般の内服薬用　②青：頓服薬用　③赤：外用薬用）

4) 散剤をオブラートに包む方法

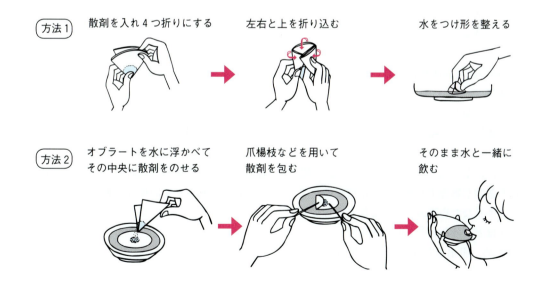

5）薬剤と飲食物・嗜好品

（1）内服時の水分量

　　水分量は以下の点で決める。

①口腔内に不快感が残らず，嚥下を促し胃へ到達できる量であること。

　　一般には30〜120mL程度でよいとされる。

②薬剤の作用機序や副作用を考慮する。

　　例えば，便秘や尿管結石などの薬剤で，多め（約200〜300mL）の水分で服用する薬剤もある。

③腎疾患や心疾患などで水分制限の必要がある場合は，与薬で摂取可能な水分量を決めておく。

（2）ワーファリン®内服中は納豆禁

　　ワーファリン®（ワルファリンカリウム）は，肝臓でビタミンK依存性血液凝固因子の生合成を抑制し血液の抗凝固作用をもたらす。そのためビタミンK合成能力のある食品を摂ると，血液の抗凝固作用が減弱してしまう。

　　したがって，ワーファリン®内服中は，納豆，クロレラ，青汁を禁止し，緑色野菜は大量に摂取しないようにする。

（3）鉄剤の服用前後30分は濃いお茶，コーヒー，紅茶禁

　　鉄剤をお茶などのタンニン酸含有飲料と服用すると，難溶性化合物ができ，鉄の吸収が阻害される。

　　ただし，ほかの説として，食物中の鉄分の吸収時はお茶類が影響するが，貧血治療時の鉄剤は比較的多量なため臨床上お茶で飲んでも支障をきたすほどではないともいわれる。

　　念のため，服用前後30分程度は禁茶としておく。

（4）牛乳で吸収が低下・上昇する薬剤

①テトラサイクリン系抗菌薬などを牛乳で飲むと，抗菌薬が牛乳中のカルシウムイオンとキレートを形成し，薬剤の吸収が阻害される。

②鉄剤などを牛乳で飲むと，吸収が上昇する。

（5）飲酒と薬効

　　糖尿病治療薬や血液抗凝固薬などを，飲酒直後の血中エタノール濃度が高いときに服用すると，薬物代謝が抑制され，薬効が増強されて危険なことがある。

　　一方，長期飲酒者では，肝臓での薬物代謝が促進され，薬物の血中半減期が短くなって，薬効が減弱することもある。

※半減期とは、薬の成分の血中濃度が半分になるまでの時間のこと

（6）柑橘類果汁と薬効

　　主に高血圧や狭心症に用いるカルシウム拮抗薬などは，グレープフルーツなどの柑橘類果汁と一緒に摂取することで，薬の効きをよくしすぎてしまう。グレープフルーツに含まれる天然フラボノイド成分が，肝臓などに存在する薬物代謝酵素の力を抑制するためと考えられている。

（7）喫煙と薬効

　　1日20本以上の喫煙者と非喫煙者では，喫煙者のほうが薬物の半減期が早く，血中濃度が低いため，効きが悪い場合がある。

6) 内服薬を自己管理で飲む人の薬の飲み忘れ防止策

①1回分の包装の工夫

複数の薬剤を飲まねばならないいとき，薬剤師さんに協力してもらい，1回分を一つの包装内にまとめてもらう。

②1日3〜4回分の薬入れケースの利用

薬入れケースを1日の服用回数分用意しておき，その日の分を入れる。飲んだら空包装を残しておくと，飲んだことの確認にもなり，重複して服用することも避けられる。

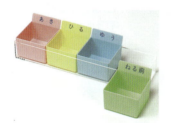

③薬専用ポケットつきカレンダーの利用

週単位で薬を分けておき，内服していくのも一方法である。1週間〜2週間用のものなどが市販されている。

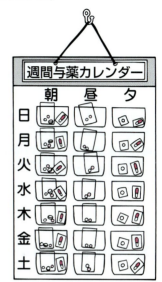

必要物品・与薬方法

1. 与薬車と必要物品

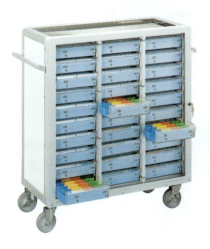

●与薬車●

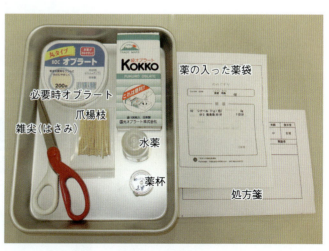

●内服薬与薬の必要物品●

21

2. 内服薬の与薬方法

1）散剤・錠剤・カプセルの場合

≪看護師の言動の例≫

[1] 手を洗う。

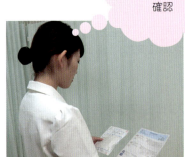

（5つのRを確認）

POINT
患者さんに与薬する前に手を清潔にしておく。

[2] 必要物品を準備する。
処方箋控え，および薬袋とその中の薬剤を照合し確認する。残薬の量が正確に残っているかも確認する。

誤薬防止のため事前に5R（p.58〜59参照）を確認する。

[3] 患者確認
処方箋控えの患者氏名を確認して，指定の病室，ベッド番号に入室し，患者さんの名乗った氏名やベッドネーム，ネームバンドを処方箋控えと照合し，本人であることを確認する。

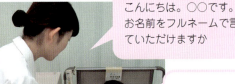

こんにちは。○○です。お名前をフルネームで言っていただけますか

○浦○△です

○浦○△さんですね。○○のために出ているお薬を飲みましょう

患者さんの健康状態と薬剤の処方目的を関連させ理解して与薬する。

[4] 与薬の目的・剤形・量などを説明する。

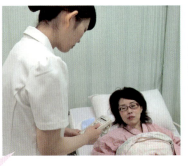

誤嚥しにくい体位に調整する。
例：上半身挙上
　　側臥位
　　顔を横に向ける
　　など

[5] 飲みやすい体位にする。ここでは上半身を挙上する。

体をおこしますね

[6] 必要時，胸元にタオルやティッシュなどを当てる。

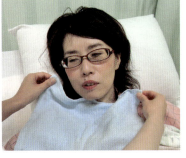

寝巻が汚れないようにタオルを当てます

内服時に寝衣の胸元が汚れないよう配慮する。

≪看護師の言動の例≫
7> 薬を準備する。

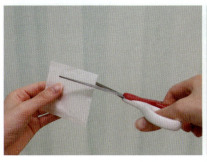 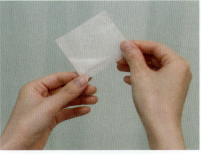

POINT
患者さんができない部分は看護師が行い，できる部分は自助能力を活かす。

8> 口腔内を湿らせる。

水を少し飲みましょう

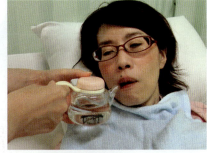

口の中や喉が乾燥していると，薬が喉の粘膜に付着しやすくなるため，内服前に水を飲んで口腔内を湿らせておくとよい。

9> 散剤（または錠剤，カプセル）を口に入れる。

お薬です

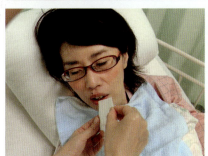

喉の奥に入れ過ぎると苦味を強く感じるだけでなく，むせてしまうため舌中央部あたりに入れるとよい（p.18参照）。

第2章 内用薬

- 処方量が多いとき誤飲に注意。

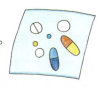 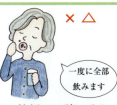 一度に全部飲みます ×△ 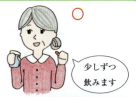 少しずつ飲みます ○

- 顔面麻痺があるときは，顔を横向きにして麻痺のない健側の口腔に入れる。
- 嚥下障害の程度や患者の自立度などによって，剤形や適切な服薬方法について，薬剤師や医師と調整する。
- 錠剤を砕いたり，カプセルの中身を出したりして食事に混ぜる方法は，食物の味を変化させ，服薬や食事の拒否につながるおそれがあるため避ける。また，剤形を変化させてしまうことは，薬の吸収経路に影響を与えることがあるので，薬剤師に確認したうえで実施の是非を決定する。

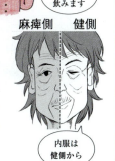
麻痺側　健側
内服は健側から

《看護師の言動の例》
[10] 水を与え，嚥下後に会話などから内服できたことを確認する。

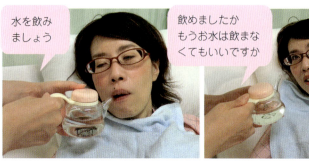

水を飲みましょう

飲めましたか　もうお水は飲まなくてもいいですか

はい

POINT
飲み残しがないか，口腔・咽頭の違和感はないかなど確認する。

[11] タオルなどを外し，口が濡れていれば拭き，寝衣，掛物，体位などを整える。

タオルを取ります

[12] 変わりがないか，何か頼みたいことはないかなどを確認して退室する。

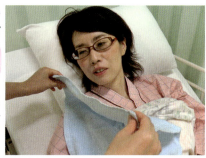

姿勢はどうしますか…ご気分に変わりないですか
ナースコールはここです。ほかに何か頼みたいことはないですか
…では，失礼します

[13] 必要物品を片付け，処方箋控えにサインをし，必要な記録または，電子カルテへの入力を行う。

・座位が可能で自力で内服できるとき

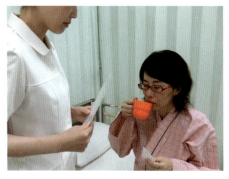

患者さんの自立度や健康状況に応じた体位，方法とする。
与薬の管理方法も看護師管理，患者主導の管理など自立度に応じて工夫する。

2）水薬（水剤）の与薬

≪看護師の言動の例≫
1️⃣ 手を洗う。

2️⃣ 必要物品を準備する。
　処方箋控え，および薬袋とその中の薬剤を照合し確認する。残薬の量が正確に残っているかも確認する。

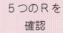
5つのRを確認

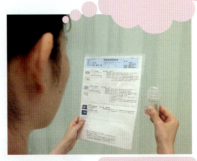

POINT
患者さんに与薬する前に手を清潔にしておく。
誤薬防止のため事前に5R（p.58〜59参照）を確認する。

3️⃣ 患者確認
　処方箋控えの患者氏名を確認して，指定の病室，ベッド番号に入室し，患者さんの名乗った氏名やベッドネーム，ネームバンドを処方箋控えと照合し，本人であることを確認する。

4️⃣ 与薬の目的・剤形・量などを説明する。

こんにちは。○○です。お名前をフルネームで言っていただけますか

○浦○△です

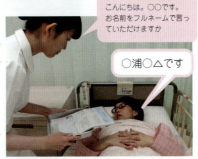

患者さんの健康状態と薬剤の処方目的の関係を理解して与薬する。

○浦○△さんですね。○○のために出ているお薬を飲みましょう

5️⃣ 飲みやすい体位にする。ここでは上半身を挙上する。

体をおこしますね

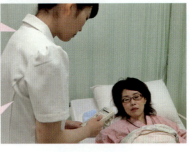

誤嚥しにくい体位に調整する。
例：上半身挙上
　　側臥位
　　顔を横に向ける
　　など

6️⃣ 必要時，胸元にタオルやティッシュなどを当てる。

寝巻が汚れないようにタオルを当てます

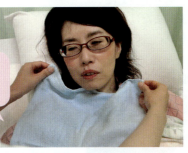

内服時に寝衣の胸元が汚れないよう配慮する。

≪看護師の言動の例≫

7) 水薬の1回量を正確に測る。

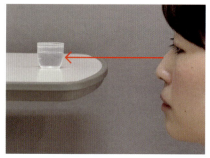

水薬の1回量は目線を合わせて正確に準備する。

8) 水薬を口に入れる。

「お薬を飲みましょう」

9) 嚥下後に会話などから内服できたことを確認する。

嚥下時，頸部は後屈せず，前屈気味にしたほうが誤嚥しにくい。

10) タオルなどを外し，口が濡れていれば拭き，寝衣，掛物，体位などを整える。

患者さんのできない部分は看護師が行い，できる部分は自助能力を活かす。

「タオルを取ります」

11) 変わりがないか，何か頼みたいことはないかなどを確認して退室する。

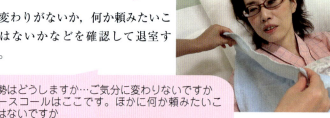

「姿勢はどうしますか…ご気分に変わりないですか
ナースコールはここです。ほかに何か頼みたいことはないですか
…では，失礼します」

12) 必要物品を片付け，処方箋控えにサインをし，必要な記録または，電子カルテへの入力を行う。

•座位が可能で自力で服用できるとき

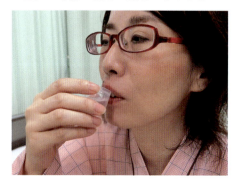

患者さんの自立度，健康状況に応じた体位，服用方法とする。
与薬の管理方法も看護師管理，患者主導の管理など自立度に応じて工夫する。

26

3) 滴剤の与薬

～緩下剤のラキソベロン®の場合～

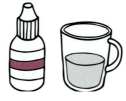

1️⃣ 適量の水，またはその患者が医師に許可されている飲み物をコップに準備する。

2️⃣ 滴剤を指示された滴下数だけコップに入れる。

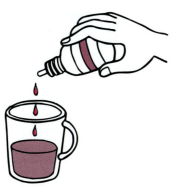

3️⃣ 指示された時間に服用する。
　一般的には，緩下剤は就寝前に服用するが，検査などで特定の時間指示が出ている場合もある。

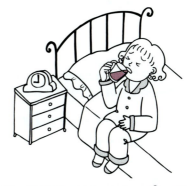

※注意：緩下剤のラキソベロン®の容器の形は，点眼薬にも似ているため，誤って点眼しないように患者に説明しておく。特に，似たような点眼薬を同時に使う場合や，視力の低下した患者には注意する

4）胃管からの内服薬与薬の場合

1 指示薬を溶解する。

　指示薬が液剤の場合はそのまま投与し、散剤は白湯または水で溶解する。錠剤は乳鉢で微粒子につぶして白湯または水で溶解する。

　ただし、つぶして溶解することで薬効に変化が生じないかを薬剤師に確認しておく。

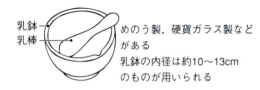

乳鉢／乳棒　めのう製、硬質ガラス製などがある　乳鉢の内径は約10〜13cmのものが用いられる

2 指示された患者であることを確認し説明したら、患者の体位を整える。体位は、誤嚥しないよう可能な限り上半身をあげる。上半身の挙上が無理な場合は、頭部を少し高くするか、右側臥位にする。

3 胃管が胃内にあることを確認する。

〈確認方法〉

①胃に聴診器を当て、胃管（または胃管用三方活栓）に空気入りカテーテルチップを接続して約5〜10mL前後の空気を注入する。胃部に当てた聴診器で空気の入る音が聞こえたら、管が胃内に入っている。

②胃管にカテーテルチップを接続し、胃液を少量引く。胃液を青のリトマス紙につけ赤に変わったら、胃管が胃内に入っていることになる。

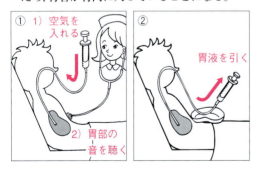

4 薬液の入ったカテーテルチップを胃管に接続し、ペアンかクレンメ（または胃管三方活栓）を開放して患者の胃内に薬液をゆっくり注入する。

　要注意：内服用の薬液を注射器に準備し、誤って無菌注射薬しか入れてはならない点滴ルート（注射用三方活栓など）に接続・注入し、患者が死亡するケースが過去に起こっている。

　患者には、胃管や点滴などいくつかの管が同時に入っていることがあるので、必ず与薬ルートをよく確認し、誤接注入を防ぐ。そして胃管ルートと点滴ルートには互換性のない三方活栓、注射器などを用いる（p.62参照）。

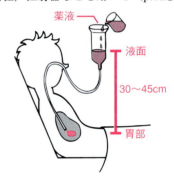

5 薬液注入後、20〜30mL程度の白湯か水を注入し、胃管に薬液が残らないようにする。

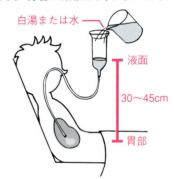

6 胃管をペアンかクレンメで挟む。

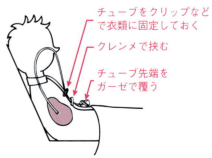

7 誤嚥予防のために、可能なら30分程度は、上半身を挙上させておく。

3 舌下錠

　舌下錠は，急速に口腔粘膜で溶解しうる錠剤として，速やかに崩壊されるよう小さく作られています。
　見た目は，内服の錠剤に似ていますので，飲み込んでしまわないよう説明しておくことが大切です。誤って噛んだり飲んだりして内服してしまうと，効果発現時間が遅れ肝臓の代謝を受けて効き目が低下してしまいます。

目的

　舌下錠には，狭心症発作時に速効で血管拡張作用を表すニトロペン®舌下錠などがあります。舌下錠は，冠動脈を拡張させ，静脈拡張によって還流血液を減らし，心臓への負担を軽減するなどの目的があります。

必要物品・与薬方法

1. ニトロペン®舌下錠の場合

1) 必要物品

①ニトロペン®舌下錠
　現在発売されているニトロペン®舌下錠は，速効性で，1錠ずつ包装されており保管・持ち歩きも便利なため，冠状動脈拡張剤の舌下錠の主役になっている。

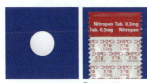

ニトロペン®舌下錠

2) 与薬方法

[1] ニトロペン®舌下錠のパッケージから舌下錠を1錠（0.3mg）だけ取り出す。
[2] 口腔内が乾いていると溶けにくいので，舌下前に口腔を水で湿らす。
[3] 患者を安楽な体位にし，飲み込まないように伝えて，迅速に舌下中央部に1錠（0.3mg）を投与する。
　※血管拡張作用による起立性低血圧などのおそれもあるので，立ったまま服用させてはならない

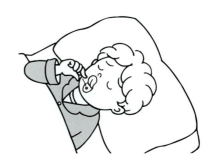

4️⃣ 舌下することによって，1〜2分で効く速効性の薬剤であり，患者の不安もあるため，そばにいて患者を落ち着かせるような言葉をかけ，発作症状（胸痛など）の変化，薬の効果を確認する。また，血管拡張剤なので，特に血圧低下などのバイタルサインの変化も観察する。

5️⃣ 数分で効果が現れなければ医師の指示により，さらに1〜2錠追加舌下する。1回に3錠まで使用しても効果がなく，発作が20分以上持続する場合には，速やかに医師の指示を受ける。

4 トローチ（口中錠）

トローチは，口内でしゃぶりながら唾液で徐々に溶解させ，口腔，咽頭の粘膜に作用させる薬剤です。

目 的

主として，感冒による喉頭・扁桃腺炎や口内炎，抜歯時などの咽頭・口腔粘膜局所の殺菌消毒，消炎などの目的で投与されます。

必要物品・与薬方法

1. 必要物品

- 処方箋控え
- 薬袋
- トローチ

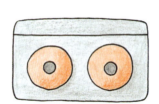

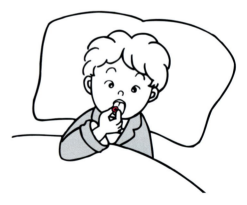

2. 与薬方法

かみ砕いたり，そのまま飲み込んだりせず，できるだけ長く口に含んで，薬剤成分が口腔内に保たれるようにする。

第3章

外用薬

1 外用薬とは

外用薬とは，皮膚や眼・耳・直腸・腟などの粘膜に主に局所的（または全身的）に用いる薬剤をいいます。

外用薬の種類

外用薬は剤形別に，液剤，半固形剤，固形剤の3つに分けられます。また，用途別には塗布・塗擦，挿入，吸入，滴剤などに分けられます。

1）液　剤
含嗽剤，吸入剤，咽頭塗布剤，点眼薬，点耳薬，点鼻薬などがある。

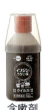 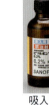 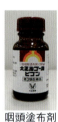 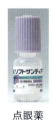 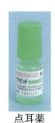 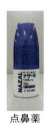

含嗽剤　　吸入剤　　咽頭塗布剤　　点眼薬　　点耳薬　　点鼻薬

2）半固形剤
軟膏，湿布剤，貼付剤などがある。

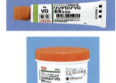

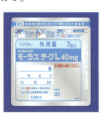
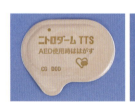

軟　膏　　　湿布剤　　　貼付剤

3）固形剤
肛門坐薬，腟錠などがある。

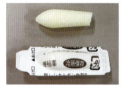

肛門坐薬　　オキナゾール腟錠　　フラジール腟錠

外用薬の吸収経路

　外用薬には，局所に作用するものと全身的に作用するものがあります。外用薬のうち，塗布・塗擦，肛門坐薬の吸収経路は，以下の通りです。

1）塗布・塗擦

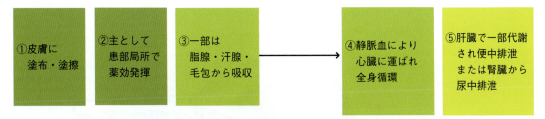

2）坐薬
　　(1) 全身作用の場合（例：鎮痛解熱剤，制吐剤など）

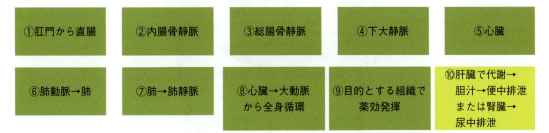

※坐薬は「肝臓での初回通過効果」を受けずに全身循環して薬効を発揮する

　　(2) 局所作用の場合（例：痔疾患時の消炎剤，下剤など）

①肛門から直腸　②主として肛門・直腸内局所で薬効発揮

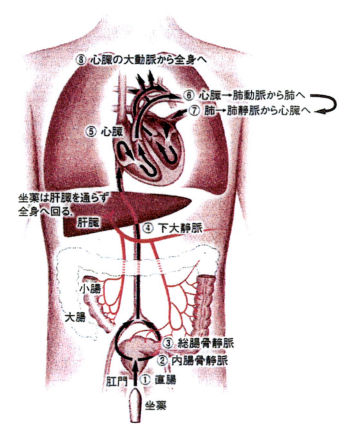

●坐薬の吸収経路●

(石塚睦子,林省吾他:看護で役立つ診療に伴う技術と解剖生理,丸善出版,2014,p.9)

2 含嗽剤 gargle, mouthwash

含嗽とはうがいのことです。その際用いる収斂(収縮)作用，殺菌効果のある医薬品を含嗽剤または，うがい薬といいます。口腔，咽頭の粘膜の汚れ，分泌物の洗浄・殺菌を目的とします。

必要物品・与薬方法

イソジン®含嗽剤の場合

イソジン®（ポビドンヨード）ガーグルは，感冒などの咽頭炎・咽頭痛などに対し，口腔，咽頭の殺菌目的で用いられます。イソジン®ガーグルは，ヨード過敏の人には，使用できません。

1) 必要物品

イソジン®ガーグル2〜4mLを約60mLの水で溶かす。その際，43℃以上のお湯で溶かすと茶色の色が薄くなり，ヨードの効果が低下してしまう。

2) 与薬方法

[1] 指示された患者であることを確認し，方法，目的を説明する。
[2] 患者の体位を整える。体位は，誤嚥しないよう可能な限り上半身をあげる。上半身の挙上が無理な場合は，頭部を少し高くする。
[3] タオルを胸元に当てる。
[4] 食べかすや口の中の有機物を取る目的で，患者は含嗽剤を口に含み比較的強くうがいをし，ガーグルベースに吐き出す。
[5] 含みうがいを2〜3回したあと，上を向いて含嗽剤が口腔からのどに十分接触するようにして，うがいする。
[6] [5] と同様にうがいを行う。
[7] 後片付けをして，記録する。

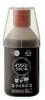
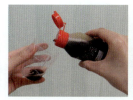
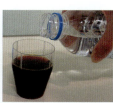

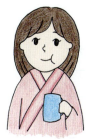
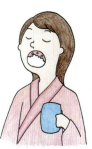

含みうがい（ブクブクうがい）　　ガラガラうがい

3 吸入剤 inhalant, inhalations

吸入とは吸入器を用いて，口腔内から咽頭，喉頭に薬液を噴霧することです。その際用いる薬剤を吸入剤といいます。呼吸器疾患患者や手術患者などの気道粘膜の保護，痰の液化・軟化による喀出促進，清浄，鎮痛，気管支拡張などを目的として行われます。手術時に麻酔器を用いて吸入させる麻酔ガスや酸素ガスの吸入方法については，ここでは省略します。

必要物品と方法

1. 超音波ネブライザーを用いる場合

ネブライザーとは，吸入療法時に用いられる装置のことです。超音波を利用して指示された薬液を数ミクロンの微粒子に霧化して吸入を行うことができる器械を超音波ネブライザー (ultrasonic nebulizer) といいます。

1) 必要物品

- 指示伝票
- 指示薬
- 水道水 (または精製水)
- 超音波ネブライザー
- タオル

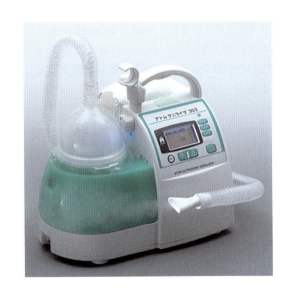

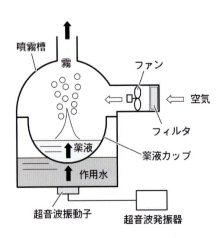

●超音波ネブライザーの構造●

2）準 備

1️⃣ 吸入指示の確認

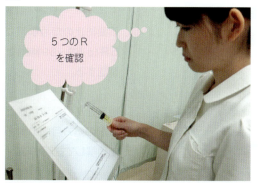

2️⃣ 作用水(水)を入れる。

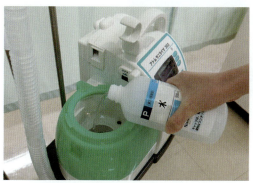

3️⃣ 薬液カップをセット

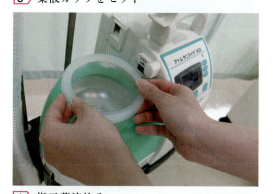

4️⃣ 指示薬液注入

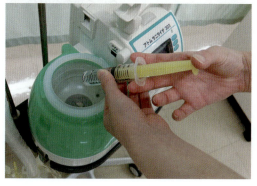

5️⃣ 噴霧槽の蓋をする。

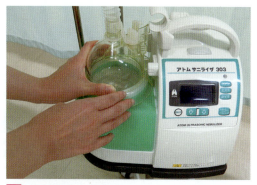

6️⃣ 主電源を入れる。

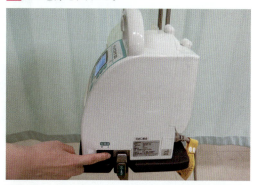

7️⃣ スイッチを入れて噴霧確認

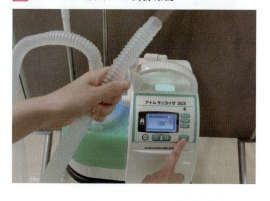

3）実　施

≪看護師の言動の例≫

1　患者さんの確認と説明

こんにちは。○○です。
お名前をフルネームで言っていただけますか

○浦○△です

○浦○△さんですね。
○○のために吸入をしましょう

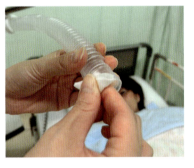

5つのRを確認

POINT

誤薬防止のため事前に5R（p.58～59参照）を確認する。

患者さんの健康状態と薬剤の処方目的の関係を理解して説明する。

2　蛇腹の吸入口の消毒

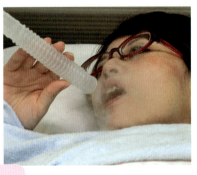

霧が出ますので，口から2～3cm離して，10分程度吸ってください

患者さんの状況に応じた体位とし，吸入時間を設定する。

3　吸入開始

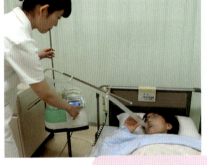

痰は，飲み込まず，ティッシュに吐き出してください

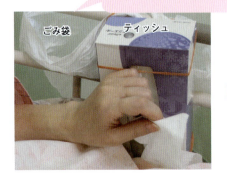

ごみ袋　　ティッシュ

4　後片付けをして，記録する。

吸入中に痰が喀出されることがあるので，患者さんの手の届く位置にティッシュやごみ袋があるようにしておく。

2. 噴霧式エアゾール剤を用いる場合

　酸素または空気に薬液を浮遊させて吸入させることをエアゾールといい，簡易的に噴霧できるエアゾール剤があります。

1）必要物品

- 噴霧式エアゾール剤

2）与薬方法

1. 患者さんの確認と説明

2. 容器を振り，キャップを取る。

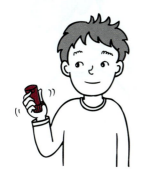

3. 息を吐き出す。

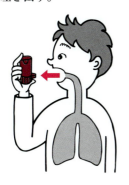

4. 吸入口をくわえるかまたは口から2～4cm離し，容器の所定場所を押して薬液を噴霧すると同時に息を吸う。

　一度に何回薬液を押し出すかは医師の指示に従う。

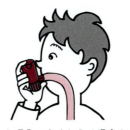

●吸入口をくわえる場合●

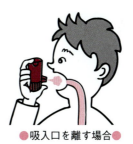

●吸入口を離す場合●

5⟩ 数秒呼吸を止め，ゆっくり息を吐く。

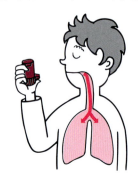

6⟩ 吸入ステロイド薬を毎日噴霧し続けると，真菌（カビ）の一種カンジダが口腔内にはえることがあるため吸入ステロイド薬を使う場合は，吸入後に含嗽する。
※吸入口（アダプター）は，時々流水か温湯で洗い，清潔を心掛ける
※30℃以上の場所に保管せず，火中に投げ込まない
※廃棄時は，各自治体の処理方法に従うこととし，ボンベに穴を開けるときは空にしてから開ける

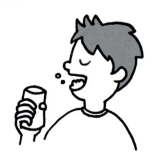

7⟩ 後片付けをして，記録する。

4 咽頭塗布剤

　咽頭塗布とは，咽頭に薬剤を塗ることで，その際用いる薬剤を咽頭塗布剤といいます。急性・慢性の咽頭，喉頭の炎症，疼痛がある場合に，消毒，消炎，鎮痛などを目的として行います。ルゴール液やピオクタニンなどが使われます。

必要物品・与薬方法

1. 必要物品

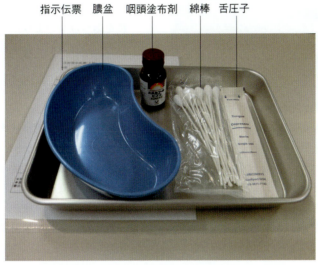

※写真は口腔咽喉塗布剤
　の大正ルゴール　ピゴン

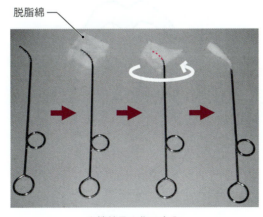

●捲綿子の作り方●

2. 与薬方法

1. 指示された患者であることを確認し，目的・方法などを説明する。
2. 患者の体位は，可能ならば坐位，半坐位とし，頭部を後屈させる。無理ならば，仰臥位で顔を横に向けてもらう。
3. 寝衣の汚れを防ぐため胸元にタオルを当てる。
4. 咽頭に分泌物がついていれば，咽頭塗布前に含嗽させる。
5. 適量の咽頭塗布剤を綿棒または捲綿子につける。

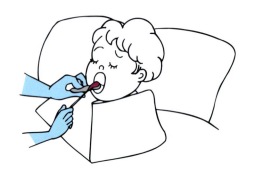

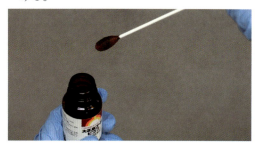

6. 患者に口を大きく開けてもらう。患部が見えづらいときは無影灯などで照らす。

    必要時，舌圧子で舌先端を軽く押さえるか，患者の舌をガーゼで包んで前方下に引く。舌の奥の舌根部に当てると嘔吐反射が起こるので，奥は押さえない。

7. 指示された薬剤を，①左右の口蓋弓（口蓋帆），②口蓋扁桃部，③咽頭後壁に手際よくかつ丁寧に塗る。強くこすり過ぎて，咽頭粘膜を傷つけないようにする。指示された部位以外（口唇，歯，歯肉など）につけないようにする。

    使用した捲綿子または綿棒を膿盆に捨てる。

8. 患者より「口内が気持ち悪い」と訴えがあった場合，ティッシュペーパーを渡し唾液を取る。含嗽は咽頭に塗布した薬効が低下するため，塗布直後は避ける。
9. 胸元のタオルを取り，寝衣・体位を整える。
10. 後片付けをして，記録する。

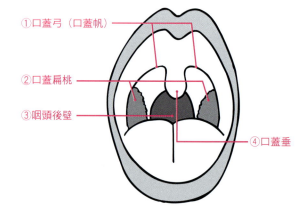

①口蓋弓（口蓋帆）
②口蓋扁桃
③咽頭後壁
④口蓋垂

5 点眼薬 eye drops, ophthalmic solution

点眼とは，結膜嚢に薬液を滴下することです。その際用いる薬剤を点眼薬といいます。消炎，鎮痛，止痒（かゆみ止め），消毒，縮瞳，散瞳など，対象に応じた様々な目的があります。

必要物品・与薬方法

1. 必要物品

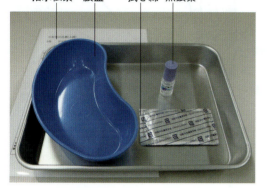

指示伝票　膿盆　拭き綿　点眼薬

2. 与薬方法

1> 指示された患者であることを確認し，目的，方法などを説明する。
　※点眼指示は，両眼か片眼か，点眼薬は一種類か数種類かなどを確認しておく
2> 患者の体位を仰臥位または頭を後ろに反らした坐位とする。
3> 眼脂（めやに）がついている場合，拭き綿で拭き取っておくか，洗眼する。
4> 利き手とは反対の手の指で，眼瞼を開く。
　※看護師の手は清潔にしておく
　※上眼瞼を少し開き，下眼瞼は拭き綿を当て下に引く
　※患者には少し上を向いてもらうようにする
5> 下眼瞼結膜の中央に点眼薬を滴下する。
　※指示された眼（両方または一方）に行う
　※点眼薬の容器の先端が，看護師の手や，睫毛，眼瞼結膜などに触れないようにして滴下する
　※結膜内には，わずかな量しか薬液が入らないので，1〜2滴／回とする。それ以上は，鼻涙管を通って鼻や口腔に流れ不快であったり，眼瞼からあふれ出てしまうので注意する

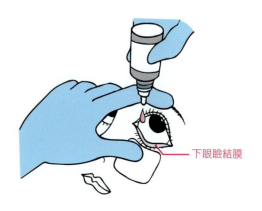

下眼瞼結膜

第3章　外用薬

43

6⟩ 滴下後しばらく眼を閉じて眼球を動かしてもらう。これによって薬液が結膜，角膜の表面に行きわたる。

7⟩ 拭き綿を当てて，鼻涙管部(内眼角あたり)を30秒～1分間軽く押さえる。
※鼻涙管を押さえるのは，涙管を通じて，不必要に全身に薬液が吸収されないようにするためである
※眼球を強く圧迫しすぎてはいけない

8⟩ 余分な薬液は拭き綿で拭く。
※拭き綿は清拭のつど，取り換える
※散瞳薬の場合は，しばらくの間，眩しかったり物が見えにくかったりすることを患者に伝えて事故防止に努める

9⟩ 後片付けをして，記録する。

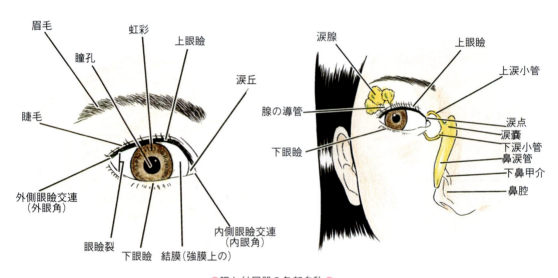

●眼と付属器の各部名称●

6 点入（眼軟膏塗布）剤

点入とは，結膜嚢に無菌の眼軟膏（ophthalmic ointments：抗菌薬や副腎皮質ホルモン剤など）を塗りつけることです。その際用いる薬剤を点入剤または眼軟膏塗布剤といいます。消炎，鎮痛，止痒など，対象に応じて様々な目的があります。

必要物品・与薬方法

1. 必要物品

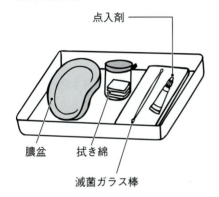

2. 与薬方法

1> 指示された患者であることを確認し，目的，方法などを説明する。
　※点入指示は，両眼か片眼か，薬剤は一種類か数種類かなどを確認しておく
2> 患者の体位を仰臥位，または頭を後ろに反らした坐位とする。
3> 眼脂（めやに）がついている場合，拭き綿で拭き取っておくか，洗眼する。
4> 利き手とは反対の手の指で，眼瞼を開く。
　※看護師の手は清潔にしておく
　※患者には少し上を向いてもらうようにする
5> 破損のない滅菌ガラス棒の先端に軟膏をつける。
　※軟膏の1回量は，指示にもよるが約1cm程度（小豆大）である

6> 軟膏のついたガラス棒を，静かに内眼角（目がしら）から外眼角（目尻）に向けて平行に塗る。下眼瞼の結膜円蓋部に沿ってガラス棒を静かに引く。
　※チューブ入り軟膏の場合，チューブ先端が眼瞼に触れなければ，チューブからしぼり出して塗布してもよい
　※両眼へ点入の場合，ガラス棒は先端を使い分けたり左右別々のものを用いる

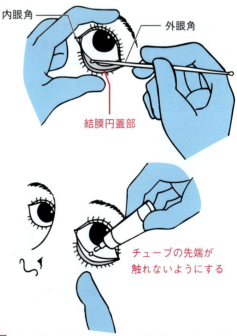

7> 塗布後，眼瞼を閉じて，軽くマッサージする。余分な軟膏は，拭き綿で拭き取る。
8> 塗布後，しばらく物がぼんやり見えたり，周囲が見えにくかったりすることを患者に伝え，事故防止に努める。
9> 後片付けをして，記録する。

7 点耳薬 ear drops

点耳とは外耳道に薬液を滴下することです。その際用いる薬剤を点耳薬といいます。
外耳道炎や中耳炎の洗浄後に投与する抗菌薬などがあります。
鼓膜に穿孔がある場合には点耳が聴力に影響を与えることがあり注意が必要です。

必要物品・与薬方法

1. 必要物品

- 点耳薬
- スポイト
- 必要時，綿球など

2. 与薬方法

1. 指示された患者であることを確認し，目的，方法などを説明する。
2. 指示量の薬液をスポイトに吸う。
3. 患者の体位は患耳を上にした側臥位，または首を体側へ傾けた坐位とする。
4. 利き手とは反対の手で，患者の耳介を後方に引っ張る。
5. 薬液が外耳道の後壁を沿うように静かに滴下する。
   ※ その際スポイトの先端が外耳道に触れないようにする。理由は，①患者の耳を傷つけないため，②再度薬液を吸うとき，薬液が汚染されないようにするためである
6. 薬液が流れ出てこないようにしばらくそのままの姿勢を保たせる。
   ※ 滴下後，薬液の浸透をはかる目的で綿球を詰めたり咀しゃく運動をさせることがある
7. 後片付けをして，記録する。

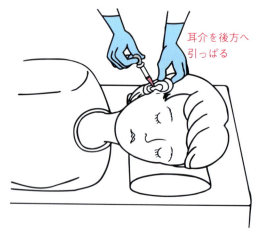

耳介を後方へ引っぱる

郵 便 は が き

169 - 8790

121

料金受取人払郵便

新宿北局承認

8207

差出有効期間
2021年2月26
日まで
（切手不要）

東京都新宿区百人町 1-22-23
新宿ノモスビル２F

株式会社 **テ コ ム**

出版事業本部　行

ふりがな		男・女
氏　名		
住　所	〒　　　　　　　　　　　Tel	
	e-mail	

学校名／施設名	購入書店名
（　　年在学・卒）	

愛読者カード

この度は「わかりやすい与薬第6版」をお買い上げくださいましてありがとうございます。当社では引き続き，看護に携わる皆さまのお役に立てる本をつくっていきたいと考えております。ぜひ，ご意見やご要望をお聞かせください。

第6版第1刷

①本書をご購入されたきっかけは
1．書店で実物をみて　2．広告（Pre Test・リーフレット）で知って
3．推薦されて（先生・先輩・友人）　4．学校採用のテキストとして
5．その他（　　　　　　　　　）

②本書は臨床・実習で
1．役に立つ　　　　2．普　通　　　3．改善の余地あり＊

③本書の内容は
1．わかりやすい　　2．普　通　　　3．改善の余地あり＊

④写真やイラストは
1．役に立つ　　　　2．普　通　　　3．改善の余地あり＊

＊3の場合コメントをお願いします。

その他，本書に対するご感想・お気づきになった点，今後出版してほしい本などについてお聞かせください。

☆ご提供いただいた個人情報は，新刊案内や企画立案のために利用し，漏洩防止などの厳正な管理を行います。
☆ご意見はhttp://www2.tecomgroup.jp/books/でも受けつけておりますので，個人情報の保護を強く希望される方はそちらをご利用ください。

8 点鼻薬 nose drops

点鼻とは，鼻腔内に薬液を滴下する与薬方法で，その際用いる薬剤を点鼻薬といいます。鼻汁，鼻閉感があるときなどに鼻粘膜の充血除去，消炎，収斂，殺菌などの局所療法の目的で行われます。なかには，鼻粘膜から全身作用を目的として吸収されるように作られている薬剤もあります。

必要物品・与薬方法

点鼻薬の与薬方法には，スポイトで点鼻する方法や噴霧器（スプレー）を使って与薬する方法があります。

充血除去やアドレナリン作用治療薬などの場合，頻回に点鼻すると心拍数増加や血圧上昇などのバイタルサインの変化，全身的変化をもたらすことがあるため指示回数や投与量を守らなければなりません。

1. スポイトを用いる場合

1) 必要物品

- 点鼻薬
- スポイト
- ティッシュペーパー

2) 与薬方法

1. 指示された患者であることを確認し，目的・方法などを説明する。
2. 必要時，患者に鼻をかませ，鼻の通りをよくしておく。
3. 仰臥位にし，肩枕をして，頭部を反る体位をとってもらうか，背もたれつき椅子に座らせる。頭部を多少後屈固定できる椅子があればそれに座らせてもよい。
4. 利き手とは反対の手で，患者の鼻孔を広げる。

    利き手に点鼻薬入りのスポイトを持って，スポイトの先を少し鼻孔の中に入れ，薬剤を点鼻する。
5. 数分間は体位を変えず，薬液が鼻腔を通過するのを待つ。
6. 口腔内や咽頭に流れてきた薬液を吐き出してよいことを伝えて，ティッシュペーパーを渡しておく。
7. 後片付けをして，記録する。

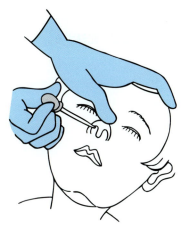

●スポイトによる点鼻●

2. 簡易式噴霧器（スプレー）を用いる場合

1）必要物品

- 点鼻薬用噴霧器
- ティッシュペーパー

2）与薬方法

1. 指示された患者であることを確認し，目的・方法などを説明する。
2. 噴霧器を振り，垂直の状態で噴霧し，霧状に噴霧されることを確認しておく。
3. 必要時，患者に鼻をかませ鼻の通りをよくしておく。
4. 坐位をとってもらう。背もたれつき椅子や頭部を多少後屈固定できる椅子があればそれに座らせる。
5. キャップを取り，一方の鼻孔内に噴霧器の噴射口を入れ，他方の鼻孔は押さえる。
6. 鼻から息を吸いながら薬液を噴霧する。
7. 他方も同様に噴霧する。
8. 数分間は顔を上に向けたまま，鼻からゆっくり呼吸をさせる。
9. 口腔内や咽頭に流れてきた薬液は吐き出してよいことを伝えて，ティッシュペーパーを渡しておく。
10. 後片付けをして，記録する。

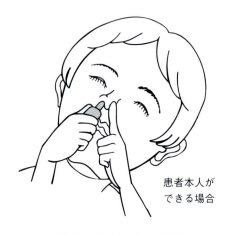

患者本人ができる場合

●簡易式噴霧器による点鼻●

9 軟　　膏 ointment

軟膏とは，皮膚，粘膜，創面などに塗ることができる半固形の薬剤です。使用目的は，皮膚を軟化させ，痂皮（かさぶた）を脱落させ，びらんや潰瘍の表皮形成を促進したり，消炎，殺菌，鎮痛，止痒（かゆみ止め），皮脂膜の補強など様々です。

必要物品・与薬方法

1. 必要物品

- 軟膏

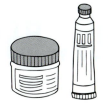

- オリーブ油つき綿（またはガーゼ）
- 微温湯（ぬるま湯）に浸したガーゼ
- サランラップ（密封包帯時）
- 必要時，軟膏ベラ，ガーゼ，包帯，リント布，雑尖(ざっせん)（はさみ），テープなど

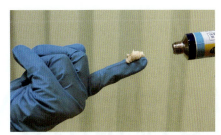

人差し指の先端から第一関節までの長さを1FTU(finger tip unit) という。
チューブから絞り出した軟膏の量は，5gチューブで約0.2g，10gチューブで約0.3g，25gや50gの大きいチューブで約0.5gになる。約0.5gは，両方の手のひらに塗る量に相当する。

2. 与薬方法

1. 指示された患者であることの確認と説明
2. 塗布する部位を清潔にする。このとき不必要な露出は避ける。
   - ※油脂性軟膏が塗布してある場合は，オリーブ油を浸した綿（またはガーゼ）で拭くと少ない刺激で軟膏を取ることができる
   - ※水溶性軟膏，親水軟膏を塗布してある場合，微温湯に浸したガーゼで拭く
   - ※可能ならば，軟膏を取ったあと入浴か清拭をするとよい
3. 皮膚を観察し患部の程度や変化を確認する。
4. 指示された軟膏を手に取る。
   - ※手は，爪が伸びておらず清潔で暖かい手がよい

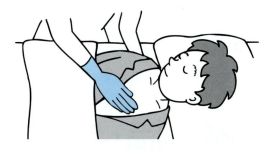

5. 軟膏を指示された部位に指の腹で擦り込む。
   - ※擦り込みによって，汗腺，毛根からの軟膏の吸収を速める
   - ※不均等に力を入れたり，強く摩擦しすぎたり，爪を立てたりしない
   - ※創面など感染のおそれがある場合は，滅菌ゴム手袋をして塗ったり滅菌のガーゼや木べらなどで塗るなど工夫する
   - ※広範囲に塗布する場合，軟膏を塗ったリント布やガーゼを当てる
6. 寝衣・体位を整える。
7. 後片付けをして，記録する。

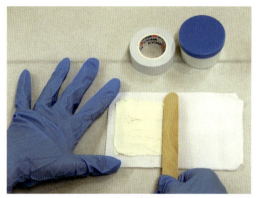

- リント布を使用した軟膏塗布
 リント布(ネル生地)を適度の大きさにカットし，起毛した側に軟膏を塗る。
 軟膏を塗ったリント布を患部に当て，テープで留める。
 軟膏をただ塗るよりも軟膏が浸透しやすく，被覆されることで皮膚が保護される。

●リント布の使用方法●

10 湿布剤（パップ剤），貼付剤

　湿布剤（fomentation, poultices）はパップ剤（cataplasm, poultices）とも呼ばれ，医薬品の粉末と精油成分を含んだ泥状の外用薬で，捻挫や筋肉痛時に局所の消炎・鎮痛などの目的で用いられるものです。

　貼付剤には，鎮痛をはかるためのキシロカイン®テープ，冠状動脈の拡張作用を狙ったニトログリセリンつきのものなどがあります。

※パップとはオランダ語で『粥(かゆ)』を意味し，かつては細かくした生薬に熱湯を加えて粥状にし，布に伸ばして患部に当てたものでした。その後医薬品の粉末を水やグリセリン，精油成分，芳香剤などと混ぜ合わせ，リント布に軟膏ベラで伸ばして患部に貼っていましたが，最近は市販のものが多くあり，看護師がパップ剤の作成に時間を取られることはなくなってきています。

必要物品・与薬方法

1. 捻挫や筋肉・関節痛などに用いられる湿布剤の場合

1）必要物品

- 湿布剤
- 必要時：テープ

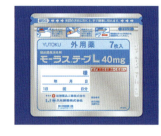
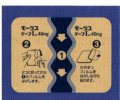

2）与薬方法

1. 古い湿布剤を剥がす。
   - ※毛の生えている部位は，毛並みに沿って剥がしたほうが痛くない
   - ※必要時（発汗による汚染時など），蒸しタオルでの患部清拭，乾清拭を行う

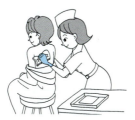

2. 貼付の目的に応じ，必要な観察をする。また，これまで湿布剤を貼っていた場合，湿布剤の効果の有無・程度や貼付部位のかぶれ症状（発赤，掻痒感など）がないかを確認する。

3. 新しい湿布剤を患部に貼る。
   - ※入浴・清拭・部分浴後など，体の循環がよくなったときに貼ると効果的である

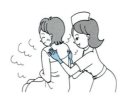

※頻回に貼る場合，かぶれを予防するために多少位置をずらすか，貼らないで皮膚を休める時間をしばらくとる

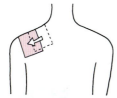

※関節への貼付は，関節の動きを妨げないようにするため関節を軽く曲げた状態で貼るとよい

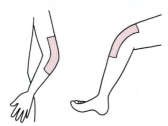

※指・手首・足首などの全周を1枚の湿布剤を張った状態で巻くと血液循環を悪くすることがあるため，隙間を残して貼る

●よい例●　　●悪い例●

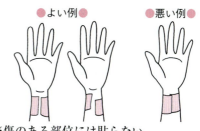

※傷のある部位には貼らない

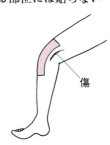

傷

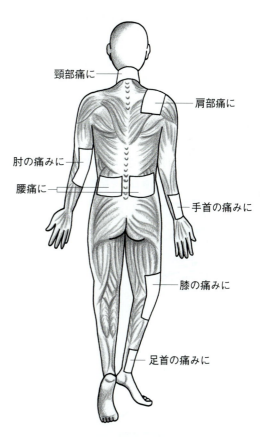

頸部痛に　肩部痛に　肘の痛みに　腰痛に　手首の痛みに　膝の痛みに　足首の痛みに

●身体各部への湿布剤の貼付●

2. 硝酸薬の貼付剤

フランドル® テープ 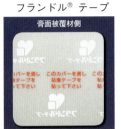 ニトロダーム® TTS®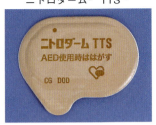

　狭心症時の血管拡張目的の貼付剤には，ニトログリセリンディスクともいわれるニトロダーム® TTS®や硝酸イソソルビドテープ剤のフランドル® テープなどがあります。貼付後，約30分で全身の血管拡張作用が現れ，心筋組織の血流改善をはかり，心臓の負担を軽減します。貼付剤の薬剤量によって効果持続時間が違うため，貼り替え間隔(約12，24，48時間)について添付文書で確認のうえ，貼付します。

※AEDやMRI(磁気共鳴画像)使用時の注意
フランドル® テープの製剤自体にはアルミ箔は使用されていないが，ニトロダーム® TTS®のように製剤表面がアルミ箔などの金属で覆われている貼付剤は，万一AEDを使用することになったとき，貼付剤の上や近くにAEDの通電パッドを貼ってしまうと，貼付剤に熱が発生したり破裂したりして火傷を起こすおそれがあり，AEDの目的である心臓への通電が遮断されるおそれがある。2005（平成17）年日本循環器学会は，「心臓病患者への硝酸薬貼付剤は前胸部を避けて貼ることが望ましい」と提言している。また，MRI(磁気共鳴画像)の検査時も，貼付剤は剥いでおかないと火傷のおそれがある。

与薬方法―フランドル®テープの貼り方―

POINT

⑴ 古い貼付剤を剥がし，その部位と周辺を清拭し，乾燥させる。

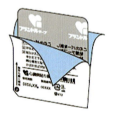

前回塗布された軟膏を残したままにしない。

⑵ 貼付剤を貼付してよい部位に貼る。
①開封し，テープに交換日時を記載。
②中心を剥がし片側のプラスチックカバーのみ剥がす。

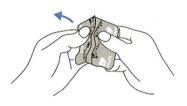

かぶれや掻痒感を防ぐため胸部，上腹部または背中部と部位を変えながら貼る。必ずしも心臓の真上に貼る必要はない。添付文書に記載されている貼付可能な部位を確認しておく。

③粘着テープを貼り，プラスチックカバーをすべて剥がす。

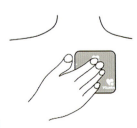

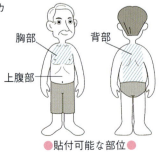

胸部　背部
上腹部
●貼付可能な部位●

カバーを剥がし，上からおさえてまんべんなく貼る。硝酸薬の副作用として，全身的血管拡張作用による血圧の低下，眩暈（めまい），頭痛などが起こることがあるので患者に説明し，適宜血圧測定や患者の状態を観察する。

11 坐薬（坐剤） suppository

坐薬は坐剤とも呼ばれ，直腸や腟に挿入して薬効を得るものです。内服しないため胃腸障害が比較的少ない薬剤です。尿道にゼリー状の薬剤を注入することも坐薬に含める場合がありますが，ここでは省略します。

必要物品・与薬方法

1. 肛門坐薬

　肛門から入れる坐薬には，発熱時の解熱，鎮痛や制吐などの全身作用や痔疾患時の消炎や排便促進などの局所作用を目的とするものがあります。

　坐薬は，主として固形の薬剤で，肛門から挿入します。多くは紡錘型ですが，涙滴型や軟膏を注入するタイプもあります。

主な坐薬	主な作用
レペタン®	鎮痛
インドメタシン®，ボルタレン®，アンヒバ®	解熱・鎮痛
ナウゼリン®	制吐
リンデロン®	抗炎症作用
新レシカルボン®	排便促進
ポステリザン®	痔疾患の炎症抑制

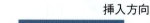
挿入方向

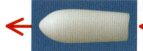
インドメタシン坐剤

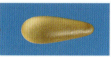
リンデロン®坐剤

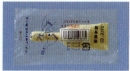
強力ポステリザン®（軟膏）
キャップを外し中の軟膏を肛門から注入

　坐薬は，体温程度の温度で容易に溶けるため，冷所保存とします。

　同じ薬剤名の坐薬でもサイズ・量の違うものがありますので，指示を守るようにします。

≪坐薬の医療事故・ヒヤリハット例≫

　下記のような例がありますので，患者さんが自分で挿入する場合は，事前にわかりやすく正確な説明をしておくことが大切です。

- 坐薬を「座って飲む薬」と勘違いして内服
- 硬い包装のまま服用し胃カメラで取り出た事例
- 肛門ではなく腟に挿入してしまった
- しっかり挿入しておらず，後で肛門から出てしまった

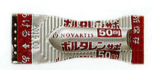

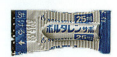

1）必要物品

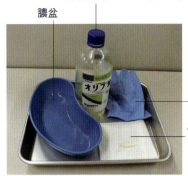

- 潤滑油（オリーブ油など）
- 膿盆
- プラスチック手袋
- ティッシュかガーゼと坐薬（中身を取り出したもの）

2）与薬方法

1. 指示された患者であることを確認し，目的・方法などを説明する。挿入時点で便意はないか，下痢をしていないか，宿便はないか，痔などの肛門・直腸の疾患の既往がないかを確認する。
2. ベッド周りのスクリーンを閉める。患者の体位は側臥位（左右どちらでも可），シムス位とする。無理な場合は，仰臥位で足を開いてもらう。肛門がよく見える体位とするため不必要な露出を防ぐ。
3. 坐薬を包装から取り出し，ティッシュペーパーかガーゼにのせ，オリーブ油などの潤滑油をつける。

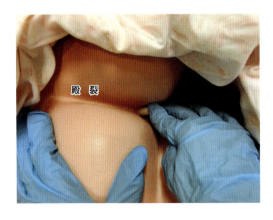

殿裂

4. 肛門括約筋が弛緩するように患者に口を開けて腹部の力を抜き，楽に呼吸をするように伝える。

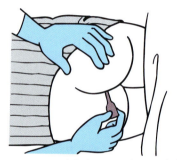

5. プラスチック手袋をはめ，しっかり肛門部が見えるように利き手ではないほうの手で殿裂（左右の臀部の間の深い溝）を開き，肛門から坐薬が見えなくなるまで，約3～4cm示指で挿入する。殿裂をしっかり開く理由は，女性の場合は，腟への誤挿入を避けることにつながり，脱肛がある患者の場合は，肛門がわかりづらいことがあるので，しっかり肛門部を見極めるためである。

軟膏タイプの坐薬は，キャップを外し，チューブの口を肛門に挿入し軟膏を直腸内に絞り入れる。

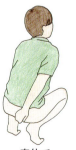
座位で

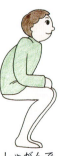
しゃがんで

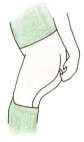
立位の前かがみで

6️⃣ しばらく肛門部にティッシュペーパーを当てて，念のため2～3分押さえ，必要時肛門部を拭く。

　羞恥心を伴う部であるため，患者自身で確実に挿入できる場合には，坐薬とプラスチック手袋を渡し，方法を説明して，自分で挿入してもらってもよい。

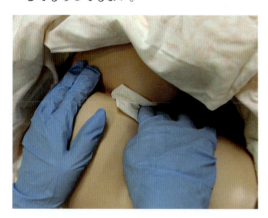

7️⃣ 体位をもとに戻し，下着・寝衣を整える。
8️⃣ 適宜薬効を確認する。

　排便促進の坐薬は，早ければ30分くらいで薬効が現れる。反応便・残便感などの有無について確認する。

　鎮痛剤の場合は疼痛の変化，制吐剤の場合は嘔気・嘔吐の変化，解熱剤の場合は体温や自覚症状の変化，解熱後の発汗に応じては水分補給や清拭をするなど，坐薬の与薬目的に応じた援助を行う。

　体力消耗のはなはだしい患者さんの場合，まれに坐薬挿入後血圧低下などのショック症状が起こるので，坐薬の作用と健康状態によって，与薬前後の血圧測定が必要で，投与間隔に注意が必要な場合がある。
9️⃣ 後片付けをして，記録する。

2. 腟錠（腟坐剤）

　腟に挿入する腟錠は腟坐剤とも呼ばれ，腟で容易に溶解されます。主として腟炎やびらんの消毒，消炎などの局所作用を目的とした抗菌薬，抗カンジダ剤，抗トリコモナス剤などが挙げられます。全身的作用を目的とする腟錠にはエストロゲン剤などのホルモン剤があります。

1）必要物品

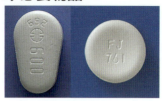

腟　錠

腟錠は円形，卵型などの形をしている

- 必要時：ゴム手袋，アプリケーター

2）与薬方法

1️⃣ 指示された患者であることを確認し説明する。
2️⃣ 患者自身で挿入できる場合は，手指をよく洗浄させる。看護師が挿入する場合は，清潔なゴム手袋をはめる。
3️⃣ 腟錠を腟円蓋に達するまで，入れやすい指（示指または中指）で深く挿入する。

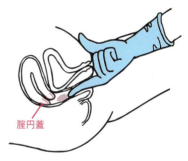

腟円蓋

※アプリケーターを使用して薬剤を腟に入れることもある

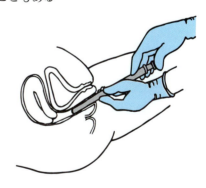

※腟錠の腟外脱出を防ぎ薬効を持続させるため，一般には就寝前に挿入し，すぐに臥床するよう指導する

4️⃣ 腟錠与薬後，タンポンが挿入される場合には，タンポン抜去時間・方法を説明しておく。
5️⃣ 後片付けをして，記録する。

第4章

内用薬・外用薬と安全

安全・安心な内用・外用薬与薬のために

未然に薬の事故を防ぐために大切なことをここで確認しておきましょう。

確　認

1. 確認すべき5つのR

　与薬事故を未然に防ぐために何を確認しておけばよいか，というと下記に示した5つのRです。

① Right Patient	（正しい患者）
② Right Drug	（正しい薬剤）
③ Right Dose	（正しい量）
④ Right Time	（正しい時間）
⑤ Right Route	（正しい方法）

1) 正しい患者

①病棟，病室番号，ベッド番号は？

②姓名は？　同姓者や同姓同名者の同時期入院の有無は？

③疾患名や症状，既往歴は？

④薬物投与の目的（③との関連性）は？

⑤どのような検査・治療・処置を受けている患者？

⑥アレルギーの有無は？　アレルギーがある場合，何に対するアレルギーか？

2) 正しい薬剤

①指示薬の名前は？

②主作用，適用疾患，適用症状は？

　処方箋や薬袋，薬に，患者さんへの薬の使用目的は書かれていない。主作用のうち，今回患者さんに使用する目的については，指示を出した医師や薬剤師の説明，最新の添付文書（各製薬会社が薬機法に基づいて記載している薬剤情報，能書き）と患者の健康問題・病態とを結びつけて判断する。

③吸収経路や排泄経路は？

④副作用にはどのようなものがあり，どんな優先度で出るのか？

⑤禁忌は？

⑥剤形は？　散剤，顆粒，錠剤，水薬，坐薬などのいずれか？

⑦使用期限，有効期限は大丈夫か？

⑧変質したり，包装などが傷んだりしていないか？

⑨A薬とB薬をあわせて飲んでも問題ないか？

3) 正しい量

①投与量の単位は，○錠，○カプセル，○滴，○mg，○mL，○個などのうちどれか？

②投与量（1回分，1日分など）はいくらか？

③有効量や致死量はいくらか？

④病状や年齢，体格などの条件に適した量か？

⑤これまでの投与量や残薬の量は正確であるか？

4）正しい時間

① いつからいつまでの投与指示か？
② そのうち自分が投与するのは○月△日（曜）のいつの時間帯か？
③ なぜその時間帯に投与するのか？
④ 薬効発現時間や効果持続時間は？
⑤ 薬物の排泄時間は？

5）正しい方法

① 内用（内服，舌下など），外用（含嗽，吸入，点眼，点耳，点鼻，塗布など）のうちどの方法か？
② 患者に行われている治療・処置のうち，投与ルートを間違えそうな紛らわしい治療・処置が同時になされていないか？
③ 薬剤に見合った物品が揃っているか？
④ 飲食物や嗜好品の影響を受ける薬剤投与時，注意点を患者に説明しているか？

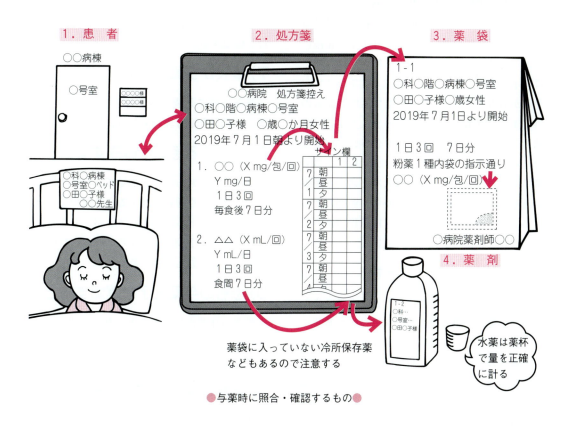

●与薬時に照合・確認するもの●

2. 確認の時期

　患者さんにとって必要な与薬が安全・効果的に行われるために，5つのRをいつ，誰が確認するか，そのプロセスについて説明します。

1) 処方箋の指示を出すとき

　医師がパソコンで処方指示を入力したり，処方箋を書くとき，医師は5つのRについて確認。その際，医師は，患者の疾患，薬剤に対する知識，患者の薬剤使用歴，薬物アレルギーの有無などを把握しておく必要がある。

　医師の処方箋が手書きの場合，指示を受ける看護師や薬剤師が誤読しないよう丁寧・正確に記入しなければならない。看護師が病棟用控えに指示を転記することは，転記ミスを起こすおそれがあるので中止し，あくまでも医師記入の処方箋の複写用紙やコンピュータ入力用紙を病棟用控えとする。コンピュータ化されている場合，可能ならば有効量のチェック機構や類似薬剤名の入力防止システムの導入など過去の医療事故原因を踏まえた対策をはかり，医師による人為的指示ミスを防ぐ。また，口頭指示は，伝達ミス防止のため緊急時以外避ける。

2) 与薬指示を受けるとき

　医師から与薬指示を受けるとき，看護師または診察を受けた患者が5つのRについて確認する。指示を受ける看護師は，可能な限り2人以上の複数の目で確認し，指示内容について不明点・疑問点のある場合には，薬剤文献・薬剤添付文書，医師・薬剤師に確認をとる。緊急時に看護師が口頭指示を受けざるを得ないときは，医師の下で復唱し，伝達ミスを防ぐ。

3) 処方箋に基づいて薬剤を準備するとき

　薬剤師が専門的知識をもって5つのRを確認し，薬剤を準備する。指示内容について不明点・疑問点のある場合には，薬剤文献・薬剤添付文書，医師，看護師らに確認をとる。

4) 薬剤師から薬剤を受け取るとき

　薬剤師から薬剤を受け取るとき，看護師または患者・家族は処方箋内容・薬剤，薬剤師の説明に間違いがないか5つのRを確認する。

5) 保管場所に薬を整理するとき

　保管場所（与薬車や薬箱など）に薬剤師から受け取った薬を整理するとき，看護師または患者・家族が5つのRを確認する。

6) 薬袋を手にするとき

　与薬直前に薬袋の表示内容を処方箋控えと照合し確認する。

7) 薬袋から薬剤を取り出すとき

　与薬直前に薬袋から薬剤を取り出したとき，薬袋・薬剤を処方箋控えと照合し確認する。

8) 与薬する患者を確認するとき

　与薬直前に処方箋控えを見て，与薬する患者のフルネームを呼称確認する。意識のない患者などは，ベッドネームやリストバンドなど正確に確認できる手段で確認する。薬剤の目的を踏まえた患者状態も確認する。

9) 患者の与薬終了を確認するとき

　患者の与薬が済んだこと，与薬効果の有無・程度などを患者との会話や空になった薬包紙，患者の一般状態などから確認する。

10) 薬剤を保管場所に戻すとき

　薬剤・薬袋・処方箋控えを保管場所に戻すとき，正確に与薬したことや残薬量を確認し，必要時医師に連絡・報告する。

11) 記録・サインをするとき

　与薬を正確に行った証として，また，責任の所在を明確にするため，処方箋控えなどにサインをする。また，患者への与薬効果について判断する資料として必要に応じ記録・サインをする。

1）処方箋の指示を出すとき
医師が確認

2）与薬指示を受けるとき
複数の看護師，患者・家族が確認

NO ← 病棟内に薬剤がある → YES

3）処方箋に基づいて薬剤を準備するとき
薬剤師が確認

4）薬剤師から薬剤を受け取るとき
看護師または患者・家族が確認

5）保管場所に薬を整理するとき
看護師または患者・家族が確認

6）薬袋を手にするとき
看護師または患者・家族が確認

7）薬袋から薬剤を取り出すとき
看護師または患者・家族が確認

8）与薬する患者を確認するとき
看護師または患者・家族が確認

9）患者の与薬終了を確認するとき
看護師または患者・家族が確認

10）薬剤を保管場所に戻すとき
看護師または患者・家族が確認

11）記録・サインをするとき
看護師が確認

どのプロセスでも確認すべき5つのR

1. 正しい患者　Right Patient
2. 正しい薬剤　Right Drug
3. 正しい量　　Right Dose
4. 正しい時間　Right Time
5. 正しい方法　Right Route

●与薬時の確認の時期●

■■内服薬の静脈内投与による患者死亡事故を防ぐために

　溶解した内服薬を消化管に留置されている経管栄養の管から注入すべきところ，点滴静脈内注射の投与経路から注入してしまい，患者が亡くなる事故が起きています。

1) 原　因

　原因には，看護師による投与経路の確認不足・誤認，経管栄養と点滴静脈内注射投与経路に互換性のある同一・類似器具を使用しているなどが挙げられます。

2) 内服薬を静脈内投与すると何故人は死亡するのか

　内服薬を静脈内投与したとき，人が死亡する理由は，
①内服薬の粒子が血管を塞いで塞栓症を引き起こすため
②水で溶解した内服薬は無菌ではないため

3) 対　策

　人は，誰でもたまにミスを引き起こす可能性をもっていますから，様々な予防策を事前に講じておくことが大切です。
①常に投与前にルートの確認を正確に行う

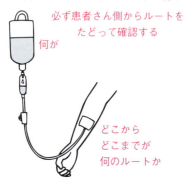

②ルートが混乱しないよう，日頃から整然と環境を整備しておく

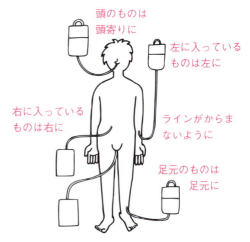

③消化管ルートと注射ルートの注射器・滴下セットなどとの接続部に「点滴注射ルート」「胃管ルート」などと明示したシールを貼っておく

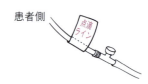

④消化管への投与ルートと注射ルートで用いる器具の色を変える

　三方活栓のコック部や注射器の内筒には，色の違うものがあるため施設全体で検討し，統一して使用する。
※ただし色を変えてもルート確認が不十分なために，誤注入事故を起こしたケースがあるので注意する
⑤消化管への投与ルートと注射ルートで用いる器具は，互いに接続不可能なものとする

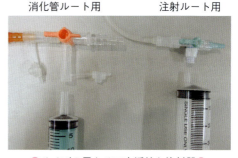

●サイズの異なる三方活栓と注射器●

消化管への与薬ルートの例	注射ルートの例
経鼻胃管や胃瘻から栄養剤のほかに内服薬を水で溶解して注入することがある。これは絶対に注射ルートから入れてはならない。万一入れてしまうと、患者は死亡する。	無菌の注射用薬液のみ注入することができる。また、注射薬でも投与ルート（皮下・筋肉・静脈注射用など）が規定されているので規定と医師の指示を確認し投与する。

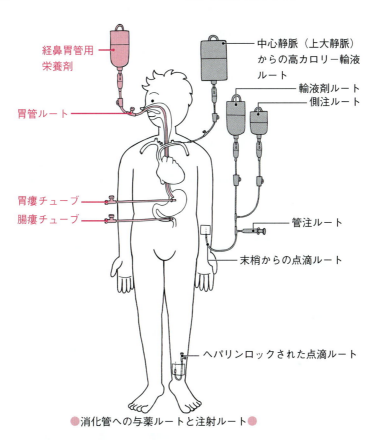

●消化管への与薬ルートと注射ルート●

安心できる説明

患者さんに与薬の指示が出たら、患者さんや家族に医師、薬剤師、看護師が自ら積極的に納得のいく説明をし、要望、意見、質問に対応していくことが肝心です。

1. 誰がいつ説明するか

誰がいつ患者さんや家族に説明するかについては、以下に示すような場面が考えられます。
　①医師が、処方箋を書くとき
　②薬剤師が、薬剤を患者・家族に渡すとき
　③看護師または薬剤師が患者に与薬するとき
　④看護師または薬剤師が、患者に与薬の自己管理指導をするとき
　⑤副作用などの問題変化などが起こったとき
　⑥指示内容が変更、中止になるとき

患者さんが過去に使ったことのある薬剤であったり、一度医療者から説明を受けた薬剤であっても、患者さんが聞きたいことがあればいつ

でも質問してよいことを伝えておき，必要時には繰り返して説明します。専門用語や略語は避けて説明します。

病気などで精神的にもショックを受けて様々な説明を正確に受けとめられないこともありますので，「それは以前説明しましたよ」と言ったり，「説明したことを理解しているか確認しますから，復唱してください」などと口頭試問をしたりして，余計な心理的負担をかけさせないようにしましょう。

2. 何を説明するか

患者さんには，簡潔明瞭に5つのRについて説明することが肝心です。

そして，さらに患者さんの背景・質問に応じて臨機応変の対応をします。

最近のよい傾向として，薬剤師による説明資料の工夫が挙げられます。下に薬局の薬剤師が，一人ひとりの患者さんに渡す説明書と薬袋・薬剤の例を示します。

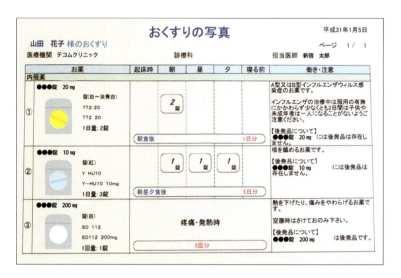

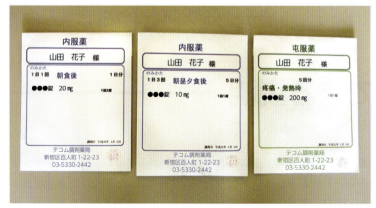

●薬局における患者への説明資料と薬袋，薬の例●

第5章

注射──器具と薬品

1 注射とは

注射とは，検査・治療・対症療法の目的で，滅菌された注射器具を用いて，体内へ経皮的に無菌の薬液を注入する方法をいいます。

注射のはじまり

注射の歴史を調べると，初めて行われたのは1662年イギリスのメジャー（Major）による静脈内注射という説と，静脈内注射は1880年代から行われるようになったという説があります。皮下注射はフランスのプラバ（Charles Gabriel Pravaz, 1791～1853）が動脈瘤の患者の治療に塩化鉄溶液を注射器で注入したのが最初とする説がありますが，実は動物実験で血管内にものを入れたのみで皮下注射器具を用いていなかったという否定的意見があります。皮下注射の最初は1853年スコットランドのウッド（Alexander Wood, 1817～1887）らによるとされるのが定説のようです。筋肉注射は1882年ルトン（Luton）らによって初めて行われたといわれています。

日本では，オランダ軍医のマンスフェル（Munsfell）が1860年代に皮下注射について長崎で教示したのが最初で，1907年頃から注射器の量産が始まり，消毒・滅菌法の発展に伴って，治療方法の一つとして一般的に注射が行われるようになってきました。

注射の種類

注射の種類には，皮内・皮下・筋肉・静脈内注射のほか，動脈内・腰椎内・硬膜外・眼内注射など，実施目的によって様々な部位への注射法があります。

ここでは，皮内・皮下・筋肉・静脈内注射について取り上げていきます。

1. 皮内注射

表皮と真皮の間への注射で，注入薬液は微量（0.02～0.1mL）。

アレルギーやツベルクリン反応テストのときの注射法。

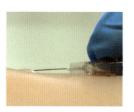

2. 皮下注射

皮膚と筋層の間の皮下組織への注射で，注入薬液量は約0.1～2mL。

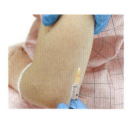

3. 筋肉注射

筋層内への注射法で，薬液注入量は大体5mL以下。

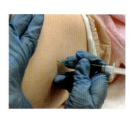

4. 静脈内注射

広義には点滴静脈内注射も静脈内注射に含めるが，狭義には，静脈内注射と点滴静脈内注射を分けていうこともある。

1）静脈内注射

静脈内注射では一般に100mL以下の薬液を注射する。近年では50〜100mL程度の量は，点滴静脈内注射やシリンジポンプという器具で注入することも多い。

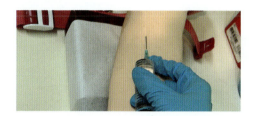

2）点滴静脈内注射

持続的に大量の薬液を滴下して投与する静脈内注射。四肢の末梢から滴下する場合と中心静脈（上大静脈）から滴下する場合がある。

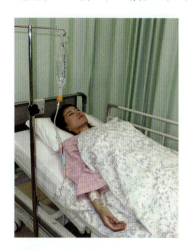

注射薬の吸収速度

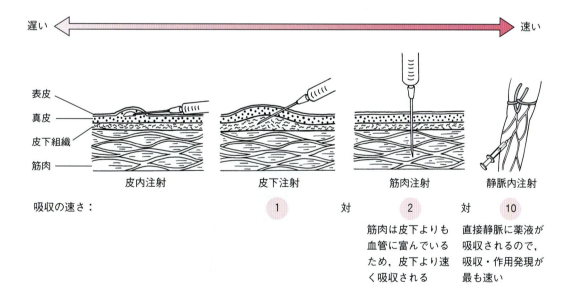

遅い　←→　速い

表皮／真皮／皮下組織／筋肉

皮内注射　皮下注射　筋肉注射　静脈内注射

吸収の速さ：　1　対　2　対　10

筋肉は皮下よりも血管に富んでいるため，皮下より速く吸収される

直接静脈に薬液が吸収されるので，吸収・作用発現が最も速い

注射薬の吸収経路

1）皮内注射　　　　　　　　　　皮内注射は，主に局所反応で終わる。

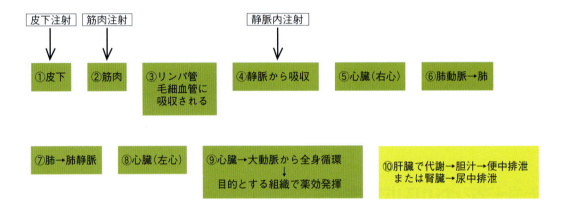

2）皮下注射，筋肉注射，静脈内注射

皮下注射と筋肉注射は，まずリンパ管，そして毛細血管に吸収され，次いで静脈に入る。静脈内注射は直接静脈に注入される。

内服のように消化液や肝臓の初回通過効果を受けないので，内服より速く効率よく吸収される。静脈に入った薬液は，右心から肺，肺から左心へ戻り，大動脈から全身を循環し，目的とする組織で薬効を発揮し，肝臓に代謝され尿中排泄される。

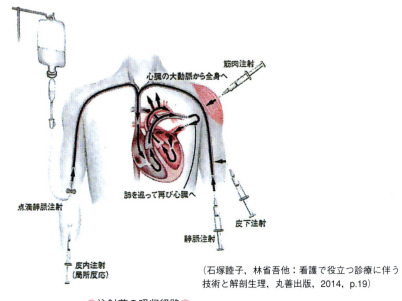

（石塚睦子，林省吾他：看護で役立つ診療に伴う技術と解剖生理，丸善出版，2014，p.19）

● 注射薬の吸収経路 ●

2 注射器具

注射器 (syringe)

1. 注射器の構造

1) プラスチック製とガラス製注射器

注射器には，プラスチック製とガラス製があります。プラスチック製は使い捨て（disposable ディスポーザブル）タイプで，ガラス製は滅菌して再利用するものです。

最近では，プラスチック製の使い捨てタイプを使用している医療施設がほとんどですが，この注射器が登場した背景にはベトナム戦争があります。戦争中，ヘリコプターから落としても壊れない注射器としてアメリカが開発したのが最初です。壊れず使い捨てで感染予防にもなり，

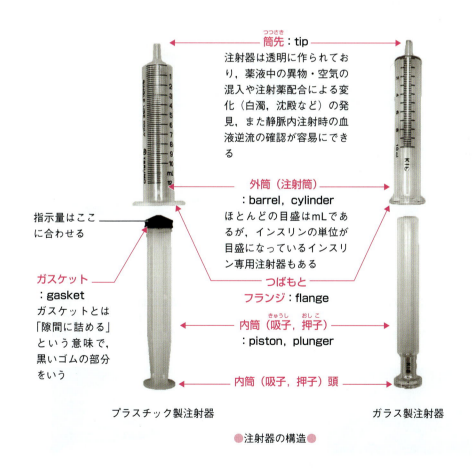

●注射器の構造●

滅菌・消毒の手間がなく，その分人件費もかからないということで，世の中に普及してきました。

しかし，使い捨て注射器が重宝される一方で，再利用できないことによる物品コストの問題や，現代の医療問題の一つである医療廃棄物の増加という環境問題も見過ごせません。また，硬膜外チューブ挿入時など，現代でもガラス注射器が必要な場合はあります。そこで，このような現状と学生の皆さんが将来様々な場で活躍されることを考え，ここではプラスチック製使い捨てタイプの注射器だけでなく再利用のガラス製注射器を併せて説明していきます。

2）筒先（tip）の構造

注射器の筒先の位置は，中央に位置している中口：center tip（標準型：regular tip）と端についている横口：eccentric tipがあります。

また，筒先の形は，スリップチップ（ルアーチップ）とロック式，そしてカテーテルチップ（ルアーカテーテル）の3種類があります。ロック式は，注射針をロック部分でねじって針が取れないように固定して用いるものです。カテーテルチップは，胃管などのカテーテルの太さに合うように作られていて，注射ではなく吸引や洗浄をするときに用います。

筒先の材質

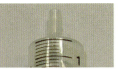
①プラスチック製
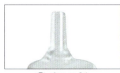
②ガラス製
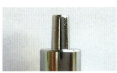
③金属製

筒先の位置

①中口：center tip（標準型：regular tip）

②横口：eccentric tip

筒先の形

①スリップチップ

スリップチップロック式

ガラス注射器ロック式
②ロック式
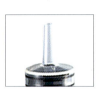
③カテーテルチップ

●筒先の構造●

［例1］大き目の注射器は空気抜き時に針を垂直にしなくても、針先を少し上げるだけで空気を抜くことができる。

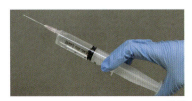

［例2］静脈内注射時に万一少しの気泡が入っていても空気は上に溜まるので、空気を入れることなく薬液のみをすべて注入できる。

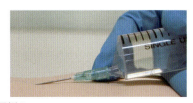

●筒先横口タイプの活用例●

2. 注射器と滅菌

注射は，滅菌の薬液を経皮的に体内へ注入するため，使用する注射器も滅菌されたものを使用しなければなりません。

1) 滅菌された使い捨てタイプの プラスチック製注射器

使い捨て注射器は，洗浄・滅菌などの手間がかからず一人分ずつ確実に滅菌されているので感染予防に役立ち，プラスチック製ということから破損もしにくく，内筒が外れにくいので扱いやすいといった利点があります。エチレンオキサイドガス（EOG）滅菌の場合，残留ガスが十分に抜けているということが大切であり，物品のコストがかかること，廃棄物が多くなるという問題などもあるため，その特徴を知って安全に，無駄使いをせず，効率よく活用しなければなりません。

プラスチック製注射器

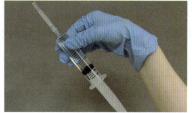

外筒だけをもって内筒頭を下にしても，内筒が外筒から外れることはない

ガラス製注射器

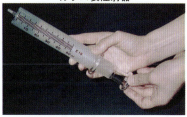

外筒だけをもって内筒頭を下にすると，内筒が外筒から外れ落ちるので，外筒と内筒の両方を把持しなければならない

● 外筒・内筒の密着度 ●

● 滅菌された注射器の取り出し方 ●

🔖 印側から開ける
注射器の取り出し口は，「皮をむく（peel）」ように包装を剥がして開くので、ピールカット包装と呼ばれる。注射器の取り出し口は，筒先の滅菌を保つために内筒頭側となっている。

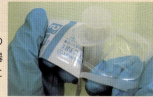
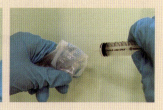

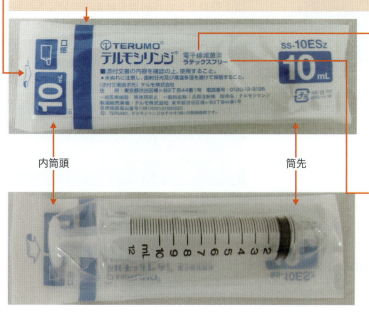

内筒頭　　　筒先

● 使い捨て注射器の滅菌バッグ ●

- 電子線滅菌済ということ。一般的に半永久的に無菌とされるが，メーカーによって滅菌有効期限が明記されているので確認して用いる。
滅菌バッグは，水に濡れると水が浸透し内部が汚染するおそれがあるため，水に濡らしたり濡れた手で触らないように注意する。
- ラテックスフリーとは，合成ゴム製で天然ゴムではないという意味。天然ゴムにアレルギーを起こす人のアレルギー予防のためのもの。
- 内筒を抜きやすいように内筒には少し空気が入っているものがある。

2）ガラス製注射器の滅菌方法

再利用するガラス製注射器を再滅菌する場合は，以下の方法で行います。

①煮沸消毒の場合

1. ガラス注射器を洗剤と水でよく洗い，血液・有機物などの汚れを落とす。

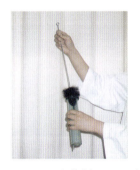

※血液がついたまま放置しておくと，血液が落ちにくくなるので，速やかに洗浄する

2. 作用させたい菌種に適した濃度の消毒液に，ガラス注射器を所定の時間浸けて取り出す。注射器の外筒と内筒は外しておく。

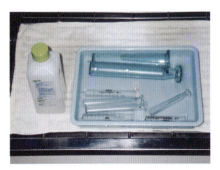

3. シンメルブッシュ煮沸消毒器（Shimmelbusch boil – sterilizer），または鍋や釜に清浄な水を入れ，注射器の外筒・内筒を完全に水に浸す。

※水から入れないとガラスは割れるので注意

※金属器具の煮沸消毒時に錆防止と油類除去効果も兼ねて重曹を入れることがあるが，重曹はアルカリ性で，注射器の煮沸消毒時に用いると注射液のpHに影響を与えるおそれがあるため用いない

4. 15〜30分煮沸し，100℃の湯で微生物を煮て殺す。

※100℃以上にならないと芽胞は死滅せず完全な滅菌にはならない

5. 鉗子または鑷子で注射器を取り出し，滅菌容器に入れる。

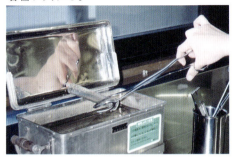

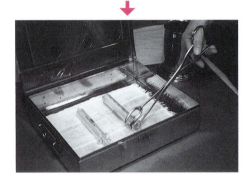

①高圧蒸気滅菌器（オートクレーブ）の場合

1.
2. ｝煮沸消毒に同じ。

3. 乾燥させた注射器を滅菌用の袋に入れ封をする。

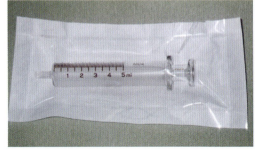

4. 高圧蒸気滅菌器に入れ，121℃で約30分かけて滅菌する。

3. 注射器の種類

注射器には様々なサイズがあり，医師の注射指示量，用途によって選択します。
下記以外にも，もっと小さいサイズや内筒の色が異なる注射器があります。

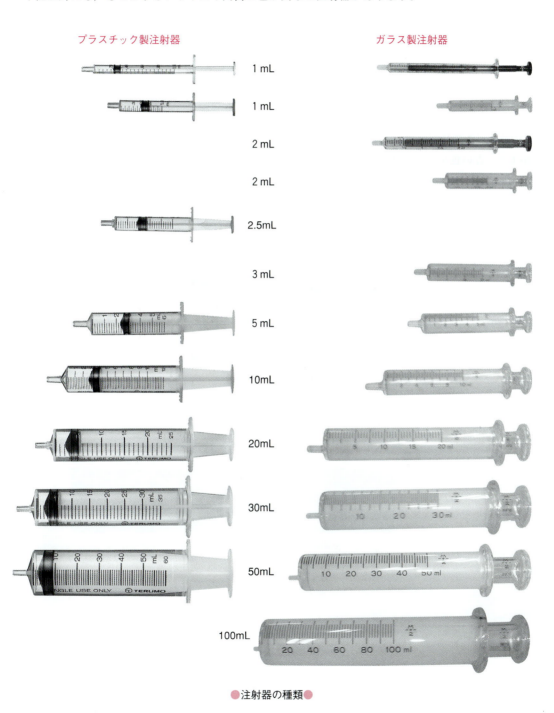

●注射器の種類●

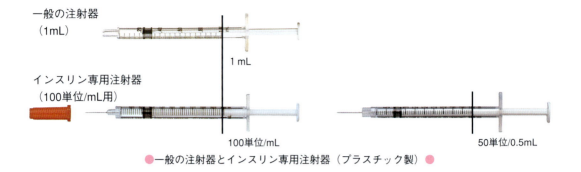

一般の注射器
（1mL）

インスリン専用注射器
（100単位/mL用）

1 mL

100単位/mL

50単位/0.5mL

●一般の注射器とインスリン専用注射器（プラスチック製）●

内筒の異なる注射器には，ガラス製では1〜2mLで，青い色をしたブルーシリンジと呼ばれるものがあります。プラスチック製注射器では使用目的によって区別して用いられるように，赤・ピンク・緑・青のものが市販されています。

プラスチック製

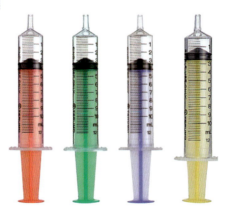

ガラス製

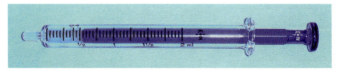

●内筒に色のついた注射器●

注射針 (needle)

1. 注射針の構造

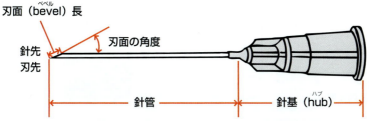

- 太さはゲージ (gauge) で表す
- 長さはインチ (1 inch=2.54cm) で表す
- 素材はJIS (日本工業規格) で規定されたステンレススチールが主
- カニューレ (cannula〈英〉canüle〈独〉) ともいう

- 使い捨て注射針の針基はゲージごとに色分けされており、半透明なので静脈注射時に血液逆流の確認が容易
- 再生利用する注射針の針基は金属製

●注射針の構造●

SB (short bevel)

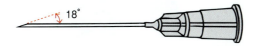

針先角度は18°で、刃面長が短い。鈍角のほうが血管を突き破りにくいという理由から静脈内注射に向く。また皮内注射も刃面長の短いSBが向く

RB (regular bevel)

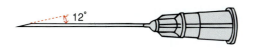

針先角度は12°と鋭角で、刃面長が長い。鋭利なため皮下・筋肉注射に向く

●刃面の角度●

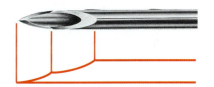

刺入しやすいように針先角度を2段にし、鋭くカットしてあるランセットポイント (ダブルベベル) が主流

●針先の形●

2. 注射針と滅菌

注射は滅菌の薬液を経皮的に体内へ注入するため，注射器と同様に使用する注射針も滅菌されたものを使用しなければなりません。

1) 使い捨て (disposable) タイプの注射

使い捨てタイプの注射針は，γ線滅菌かエチレンオキサイドガス滅菌され，1本ずつ滅菌バッグに入っています。

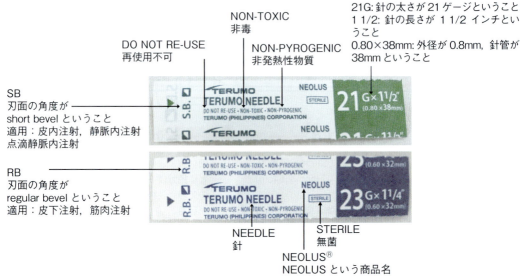

●使い捨て注射針の滅菌バッグ●

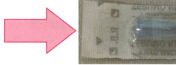
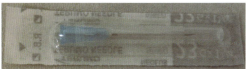
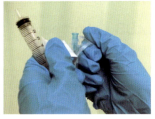

●滅菌された注射針の取り出し方●

2) 再生利用する注射針

1950年代後半から，汚染された注射針による患者間の交差感染による肝炎が問題視されるようになり，現在用いられる注射針は原則使い捨て針となっている。

①煮沸消毒の場合

[1] 注射針に水の入った注射器を接続して針内腔をよく水洗いし，血液・有機物などの汚れを落とす。
　※血液がついたまま放置しておくと，血液が落ちにくくなり，針内腔が詰まるおそれがあるので，使用後は速やかに洗浄する
[2] 作用させたい菌種に適した濃度の消毒液に，注射針を所定の時間浸けて取り出す。
[3] シンメルブッシュ煮沸消毒器 (Shinmelbusch boil-sterilizer)，または鍋や釜で清浄な水を沸かし，注射針を15〜30分煮沸する。
　※針先を傷めないために，ガーゼに針を刺して煮沸するとよい
　※金属器具の煮沸消毒時に錆防止と油類除去効果も兼ねて重曹を入れることがあるが，重曹はアルカリ性で注射針の煮沸消毒時に用いると注射液のpHに影響を与えるおそれがあるため用いない
[4] 鑷子で注射針を取り，滅菌の容器 (カスト) に入れる。

②高圧蒸気滅菌器の場合

[1]
[2] } 煮沸消毒に同じ。
[3] 乾燥させる
[4] 注射針をガーゼに刺しカストに入れる。
[5] 高圧蒸気滅菌器に入れ，121℃で約30分かけて滅菌する。

3. 注射針の種類

　注射針などの外径を表すカラーコードについては，2005（平成17）年3月25日付厚生労働省告示第112号および同年11月24日付薬食発第1124002号医薬食品局長により，国際標準化機構規格（ISO規格）のカラーコードに統一されることが規定され，2007（平成19）年4月から同年9月末までの6か月間で切換を完了することになった。5種類の針基の色が変更され，23ゲージの外径は0.65から0.6に変更となっている。

1）注射針

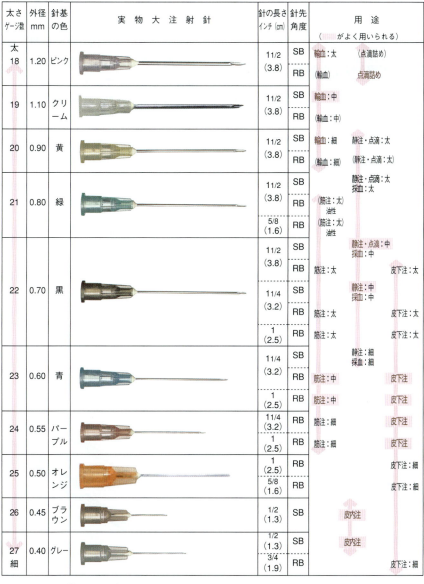

● 使い捨てタイプの注射針の種類（18〜27ゲージ，長さは一般的なもの）●
用途の欄には，使用頻度の高い針を**太字**にしてあるが，患者の状況により針の太さを選択する。上記のほかにインスリン専用注射器についている29Gの針やインスリンペン型の30〜33Gの針もある。

2）カテラン針

カテラン氏が考案した，針管の長さが主に6〜7cmの長い針です。9cmのものもあります。深く刺す必要のある場合，例えば，仙骨麻酔，中心静脈穿刺，膝関節などの浸出液採取のほか，脂肪の厚い人への筋肉注射などに用います。針の太さは，20〜23ゲージで，刃面の角度は，RBとSBのほかに中間のMB（medium bevel：15°ミディアム ベベル）のものがあります。針先の形はランセットポイントで，深部穿刺に適した形になっています。

3）翼状針（翼付静注針）よくじょうしん よくつき

翼状針（翼付静注針）は，その形から通称とんぼ針，バタフライ針とも呼ばれます。

針の太さは18〜27ゲージまであります。翼の部分が注射針の針基と同様，ゲージごとに色分けされています。

注射器の筒先や後述する点滴セットと接続でき，翼部分がテープでとめやすいので，点滴のとき，輸液針よりしっかり固定されます。また手背や足背などから点滴，静脈内注射をするときなどにも活用されます。

4）静脈留置針

静脈留置針は，外套針がいとうと内針からなる針です。外套針は，主に生体との適合性に優れたテフロン針で，血栓や静脈炎の発生が少なく，軟らかい材質です。内針は金属製になっており，刺入時のみつけたまま刺し，血管に入ったら取り除いて捨てます。

留置する外套針が軟らかく，固定もしやすいので点滴が漏れにくく，長時間の点滴を行う場合や抗がん剤など血管外に薬液が漏れてほしくないときなどに活用できる針です。

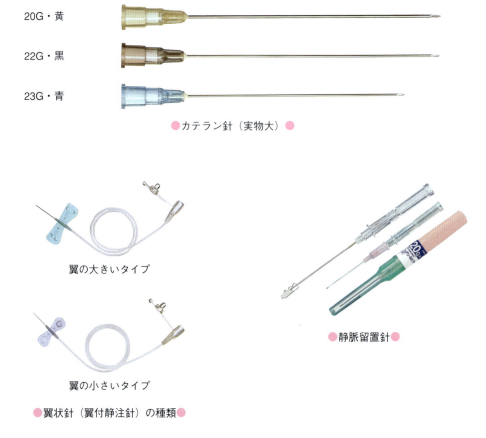

●カテラン針（実物大）●

翼の大きいタイプ

翼の小さいタイプ

●翼状針（翼付静注針）の種類●

●静脈留置針●

注射器と注射針の接続とキャップの取り方

1. 使い捨てタイプの注射器と注射針の接続

1> 注射器の滅菌バッグを開封する。

2> 取り出す。

3> 空気を出す。（空気が入っている場合）

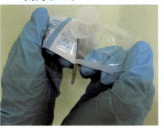
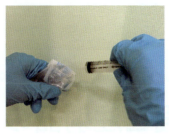
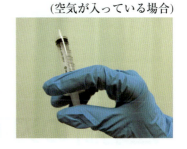

4> 注射針の滅菌バッグを開封する。

5> 接続する。

6> 清潔なトレイに置く。

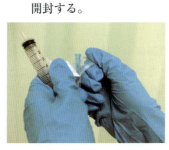
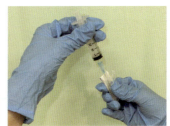
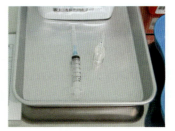

2. ガラス製注射器と注射針の接続　　※1982（昭和57）年当時にて手袋未装着

1> 滅菌トレイから注射器を鑷子または鉗子で取り出し、筒先に触れないように持つ。

2> 滅菌トレイから注射針を鑷子で取り出し、注射器に接続する。

3> 滅菌されたトレイかボートに置く。

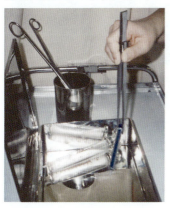
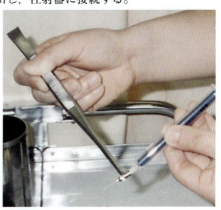

3. 注射針のキャップの取り方

1️⃣ しっかり接続していることを確認。

2️⃣ キャップを左右に動かす。

3️⃣ キャップを取る。

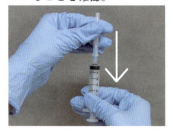
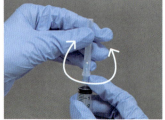
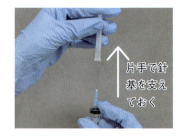

片手で針基を支えておく

注射針の刃面と注射器の目盛を合わせることについて

(1) 薬液を吸う段階

「針の刃面」と「注射器の目盛」を合わせると，筒先が中口(中央)タイプの注射器でも，筒先が横口(端)タイプの20mL注射器でも，薬液を吸引する際，看護師側からは注射器の目盛が見えなくなります。ただし，そのようにすることで横口(端)タイプの注射器の空気抜きは効率よく行えるようになります。

≪筒先が中口(中央)タイプの注射器≫
刃面と目盛を合わせて薬液吸引
看護師側からは注射器の目盛が見えない

目盛を見たければ刃面は下向き，
目盛は看護師向きに

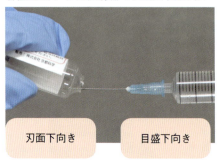

刃面下向き　　目盛下向き

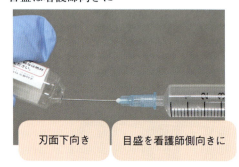

刃面下向き　　目盛を看護師側向きに

≪筒先が横口(端)タイプの注射器≫
刃面と目盛を合わせて薬液吸引

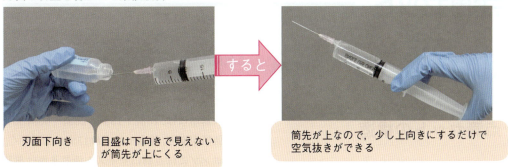

刃面下向き
目盛は下向きで見えないが筒先が上にくる
筒先が上なので，少し上向きにするだけで空気抜きができる

(2) 注射の実施段階での「注射針の刃面」と「注射器の目盛」の関係

刃面と目盛を合わせる	刃面と目盛は合わせなくても問題はない
注射針を皮膚に対して斜めに刺す注射法では，刃面と目盛を合わせ，刺入時は刃面を上にする 皮内注射　　皮下注射　　静脈注射	45～90°で刺入するため刃面と目盛は合わせなくてもよい 筋肉注射

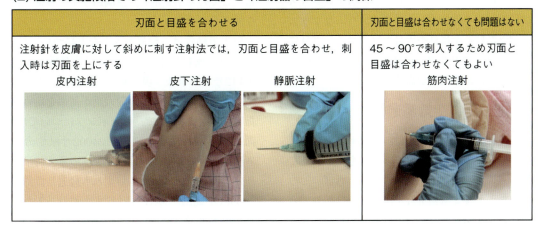

第5章 注射——器具と薬品

81

点滴セット

薬液を点々と滴下させて静脈内に注射する方法を点滴静脈内注射といいます。そのとき用いられる器具が「点滴セット」です。

1. 点滴セットの構造

1）瓶針（導入針）

輸液剤に刺す針の部分を瓶針（導入針）と呼びます。プラスチック針，プラスチック針の先端に金属部分がついているもの，ステンレススチール製の金属針があります。スリムなプラスチック針は，金属針や太目のプラスチック針に比べるとコアリング（p.195「コアリングの防止」参照）防止効果が高くなります。

2）通気孔（空気濾過栓）

通気孔（空気濾過栓）は，点滴セットによってついているものとついていないものがあります。点滴セットに通気孔がついていれば，どの輸液剤ボトルでも通気針を刺す必要はありません。しかし，通気孔がついていない点滴セットをガラス製または硬質プラスチック製ボトルに刺すときには，ボトル側に通気針を刺さなければなりません。その理由は，輸液剤が滴下するに従ってボトル内が陰圧になり液が落ちなくなるからです（p.102「通気針」参照）。

3）点滴口

点滴筒の上部にある点滴口は，輸液剤を滴下させる部分です。点滴口には二種類のサイズがあります。滴下する粒の大きいほうが一般用（スタンダード型，成人用）と呼ばれ，滴数規格が20滴≒1mLになるように作られています。滴下する粒の小さいほうは微量用（マイクロドリップ型，小児用）と呼ばれ，滴数規格は60滴≒1mLになるように作られており，1分間の滴下数にmLをつけた数が1時間の輸液量と同じ数値になります。

以前，厚生労働大臣が定めた製造販売可能な輸液セットなどの1mL当たりの点滴口サイズの滴数基準には，15滴・19滴・20滴・60滴/mLの4種類があり，輸血セットは15滴/mLが多く，輸液ポンプには点滴口サイズの滴数基準はありませんでした。この状態は，滴下調整を煩雑にしていました。そのため厚生労働省は，国際規格であるISO規格との整合を図り，日本工業規格としての基準を示し，点滴口サイズの統一化を図ったのです。

厚生労働省は，輸液セットなどについては，2005（平成17）年3月25日付厚生労働省告示第112号「薬事法（現：薬機法）第23条の2第1項の規定により厚生労働大臣が基準を定めて指定する医療機器」で，輸液ポンプについては，同年11月24日付薬食発第1124002号厚生労働省医薬食品局長通知「輸液ポンプの承認基準の制定について」により，いずれも経過措置期間2009（平成21）年3月31日までに1mL当たりの滴数規格を20滴または60滴の2規格とするよう制定しました。

どちらの点滴セットを使用するかについては，単に患者さんが大人だから一般用，子どもだから微量用を使うというのではなく，どのくらいの量の薬液をどのくらいの時間をかけて滴下するかなど，医師の指示，患者状況と点滴の目的を考慮し，滴下調整しやすいほうを選ぶようにします。

点滴の所要時間や滴下数の調整をするとき（p.154参照）には，点滴口の滴数規格を把握しておく必要がありますので，使用する点滴セットの滅菌バッグの表示を見て滴数規格を確認します。

点滴の速度を報告し記録をするときには，点滴口から1分間に落ちる滴数，つまり「滴数/分」で報告・記録を行います。

4) 点滴筒

点滴筒とは，瓶針を輸液剤に刺した後，指でつまんで液をためる液だめ部分をいいます。ここに液を1/3〜1/2入れ，チューブ内に空気が入るのを防ぎます。

5) クレンメ

クレンメ（英：crenme，独：klemme）とは，点滴ルートの途中に置かれ，管内を流れる薬液の流量を調整したり止めたりするために用いられる器具のことをいいます。点滴セットの場合は，ローラーの位置を移動させることによって薬液の流れを止めたり，開放したりすることができる器具をいいます。

使用手順としては，①点滴セットを輸液剤に刺す前にクレンメのローラーをクランプ（英：cramp，締めること）して刺し，②点滴筒に液をためた後ローラーを開放してチューブ内に薬液を満たし，③点滴中にクレンメのローラーを開放して滴下速度を調整し，④点滴終了時にクランプして抜針時の皮下・筋肉への薬液漏れや皮膚・寝具の汚染を防止する，という流れです。

6) チューブ

チューブの材質は，塩化ビニールや薬液の吸着の少ないポリブタジエン製などでできています。適度の弾力性と柔軟性があり，薬液の性状を観察しやすいように透明な管になっています。

7) ト型混注口（ト字側注口，Y字管）

ト型混注口は，ついているものとついていな

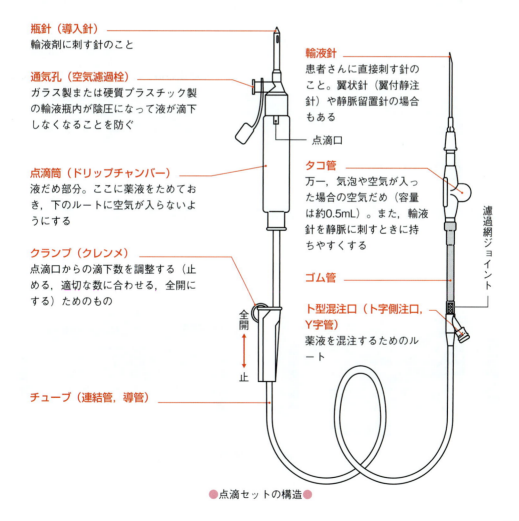

●点滴セットの構造●

いものがあります。注射器に入った薬液の管注や，輸液剤の側注をするときに利用できます。

8）ゴム管

ゴム管は，輸液針を患者さんの静脈に刺したときにつまんで血液の逆流を確認したり，薬液の管注，点滴の側注時ルートとして利用する目的でついていましたが，近年は閉鎖式側管注器具つきセットが開発されたため，ゴム管つきセットの製造が減っています。

9）タコ管

タコ管は，万一チューブ内に気泡・空気が入った場合の空気だめとして作られています。しかし，容量が約0.5mLのみで，体動によって気泡・空気の静脈内注入を起こすおそれもあるため，ルート内への気泡・空気注入はないことが大原則です。したがって近年は，タコ管のついていないセットが増えています。タコ管が輸液針のそばにある場合は，輸液針の把持・刺入をしやすくはなります。

10）輸液針

患者さんの静脈に直接刺す針を輸液針といいます。輸液針の他，翼状針（翼付静注針）のついたもの，針のついていないものもあります。

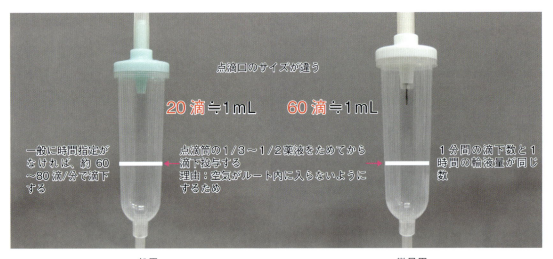

一般用
（成人用，スタンダード型）

微量用
（小児用，マイクロドリップ型）

●点滴筒の構造●

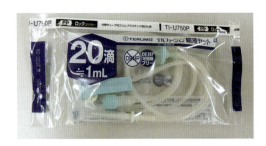
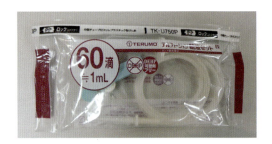

●点滴セットの表示●

84

2. 点滴セットと滅菌

点滴セットは1パックずつエチレンオキサイドガスまたはγ線滅菌されており，滅菌の種類が滅菌バッグに明示してあります。

無菌の輸液剤に刺す瓶針や，患者さんの体に刺す輸液針や翼状針（翼付静注針）は，素手で触れたり，アルコール綿で拭いたりせず，無菌状態を保って使用します。

3. 点滴セットの種類

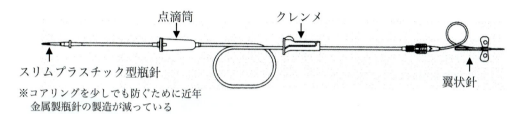

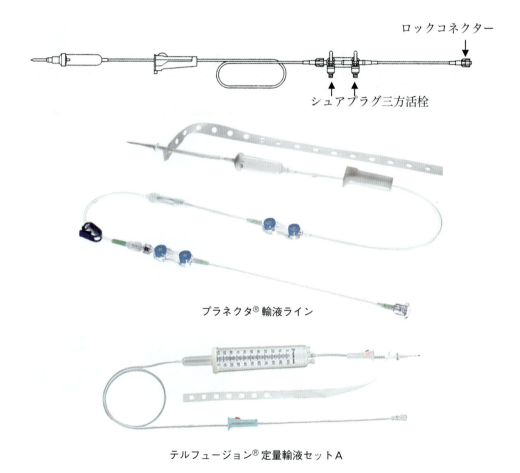

●点滴セットの種類●

延長チューブ (extension tube)

　延長チューブは，点滴セットや三方活栓，静脈留置針などとの接続が可能なルート延長用のチューブです。長時間継続して点滴を受ける患者さんが動きやすいようにするときや，検査・手術などで患者さんから少し離れた所に点滴台を置くとき，あるいは静脈に留置した針に三方活栓とともに接続してヘパリン液を注入し静脈確保するときなどに用います。

1. 延長チューブの構造

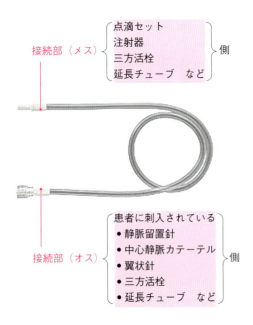

接続部（メス）側
- 点滴セット
- 注射器
- 三方活栓
- 延長チューブ　など

接続部（オス）側
患者に刺入されている
- 静脈留置針
- 中心静脈カテーテル
- 翼状針
- 三方活栓
- 延長チューブ　など

2. 延長チューブと滅菌

　1本ずつエチレンオキサイドガス滅菌されています。

3. 延長チューブの種類

　延長チューブには内径，容量，長さの違うものや三方活栓つきのもの，色つきタイプなどいくつか種類があります。内径は1.1〜3.1mm，容量は0.5〜5.5mL，長さは10〜400cmのものがあります。

三方活栓つき
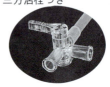

シュアプラグ三方活栓組込タイプ
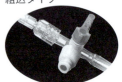

オスコネクター（スリップタイプ）
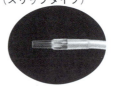

オスコネクター（ロックタイプ）
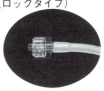

メスコネクター（ロックタイプ）
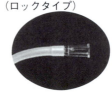

メスコネクター（翼付ロックタイプ）
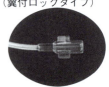

Y字管
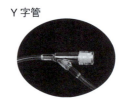

ミニクランプ
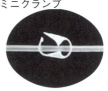

●延長チューブの接続部と付属物品●

三方活栓

　三方活栓は，輸液療法における管注・側注などの薬液流路の調整に用いるコックで，点滴セットや延長チューブなどに取りつけて使用します。

1. 三方活栓の構造

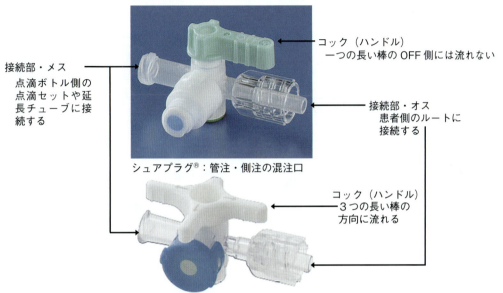

シュアプラグ®：管注・側注の混注口

プラネクタ®：管注・側注の混注口

コック（ハンドル）
一つの長い棒のOFF側には流れない

接続部・オス
患者側のルートに接続する

接続部・メス
点滴ボトル側の点滴セットや延長チューブに接続する

コック（ハンドル）
3つの長い棒の方向に流れる

2. 三方活栓と滅菌

　一つずつγ（ガンマ）線滅菌されています。各接続部のキャップを取り滅菌を保つようにしてほかの注射器具と接続します。

3. 三方活栓の種類

コック形状①	コック形状②
L型：180°回転	R型：360°回転
混注口：開放式	混注口：閉鎖式

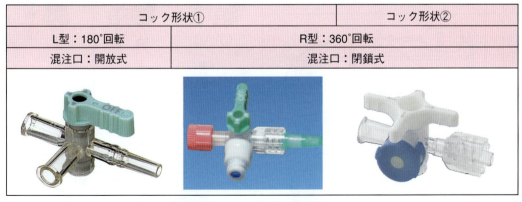

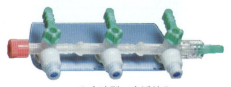

●多連型三方活栓●

■三方活栓の活用例

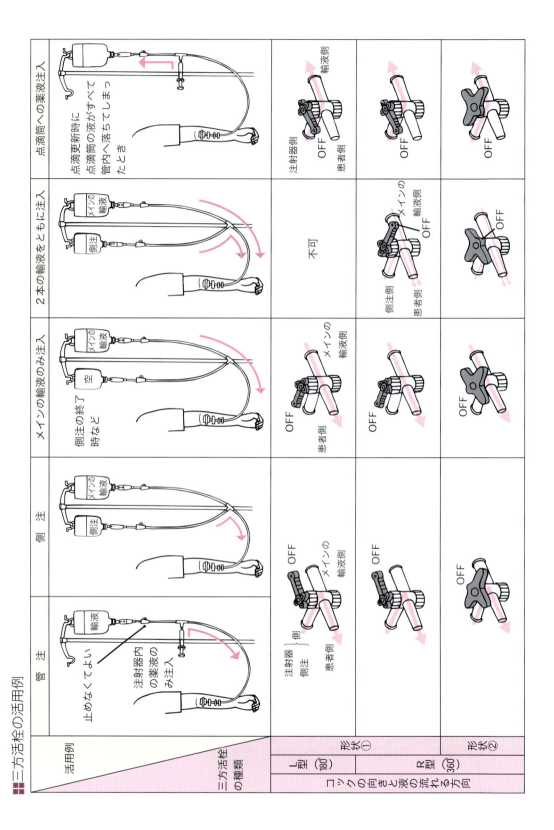

針を用いない閉鎖式輸液ライン器具

　凹凸のない消毒しやすい形状で，従来の三方活栓のように空気や薬液がたまるスペースの存在しない（ノーデッドスペース）器具が開発されています。その目的は，感染予防です。また，針での穿刺が不要（ニードレス）で針刺し事故防止に役立ちます。

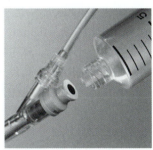

シュアプラグ®

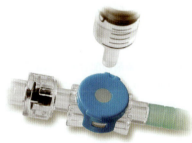

プラネクタ®

フィルター

　末梢からの持続点滴や中心静脈からの高カロリー輸液では，長時間にわたって点滴を行うため，異物などの混入の危険性が高くなります。
　そこで，このような場合には一般的にフィルターが使用されます。
　目的は，
　①異物の除去（薬剤の配合変化による沈殿物，アンプルカット時のガラス片，バイアルのゴム穿刺時のゴム片など。アンプルとバイアルについてはp.93，97参照）
　②微生物（細菌や真菌）の除去
　③空気塞栓の防止
の三つです。

1. フィルターの構造

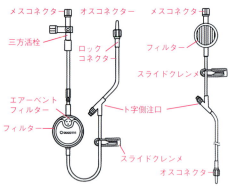

※エアーベントフィルター（メーカーによってはセルフベント）とは，疎水性の膜で空気は抜けるが，水は通さないという膜

2. フィルターと滅菌

　フィルターは1本ずつエチレンオキサイドガス滅菌されています。

3. フィルターの種類

　フィルターの孔径（＝網目）サイズには種類があり用途に応じて選択します。0.2μm，0.22μm，0.45μm，0.8μm，1.2μmのものなどがあります。例えば，微生物を除去するには，細菌（0.2〜10μm）や真菌（3〜50μm）より孔径を小さくすればよいわけです。
　ただし，注意しなければならないことがあります。微生物の除去を優先してしまうと，薬液の粒子サイズによっては，フィルターが目詰まりを起こし滴下できなくなってしまうことです。このようなときは，フィルターのないルート（フィルターよりも患者側の三方活栓やト型混注口など）から注入するか，それぞれに適した孔径のフィルターを用います。

《目詰まりの例と対策》
- 脂肪乳剤（1.2μmの過大粒子）
    - →フィルタールートを避ける
    - →フィルター前後に三方活栓をつけ，脂肪乳剤はフィルターを通さない三方活栓から流す
    - →1.2μm以上の孔径フィルターを使用する
- プラスマネート（粘稠度の高い血液製剤）
→フィルタールートを避ける
- 抗菌薬など
→十分に溶解してから通す
- 輸血時（赤血球7.7μm，白血球6〜20μm，血小板2〜3μm）
→輸血の種類に応じて作られている専用フィルター（10μm，20μm，140〜170μm，175〜210μm）を用いる

最小の孔径フィルターが常に使用できるわけではありません。したがって，看護師の技術で異物・微生物・空気の除去をはかることもあわせて重要になります。また，器具に吸着しやすい薬剤があるため，メーカーに問い合わせて確認するとよいでしょう。

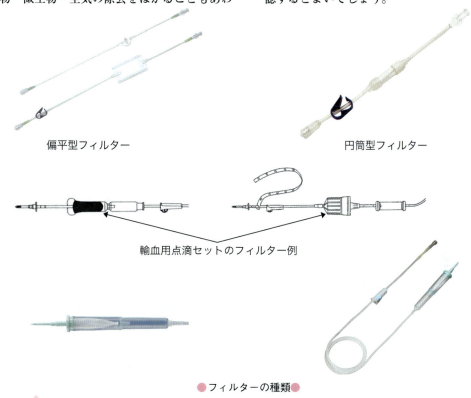

●フィルターの種類●

連結管

何本かの輸液剤や輸血バッグを連続的に滴下させたいとき，輸液剤どうしや輸血バッグどうしを連結して投与することがあります。そのとき使用されるのが連結管です。

1. 連結管の構造

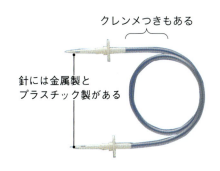

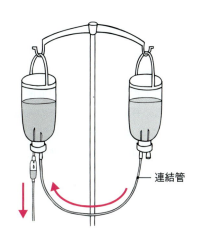

2. 連結管と滅菌

一つずつエチレンオキサイドガスまたはγ線滅菌されています。

シリンジポンプ

薬液を末梢静脈，中心静脈（上大静脈）から，注射器でゆっくり継続注入したいときに使用します。

現在市販のものは，0.1mLという微量の単位で注入ができ，1時間当たり0.1～150mLまでの流量設定が可能です。適用例としては，不整脈治療薬や血管拡張剤，昇圧剤，麻酔剤などの持続注入が挙げられます。

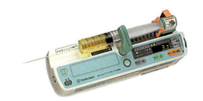

輸液ポンプ

輸液ポンプは，指定した量/時間を設定すれば，機械が点滴の速度を調整して落としてくれるものです。

積算（累計）量が表示されたり，気泡混入や管内閉塞時の警報機能などが備わっており様々な利点があります。したがって，重症度の高い患者さんや化学療法剤などを正確な時間で慎重に投与したいときなどに活用できる便利な器具です。

ただし，体動可能な患者さんの場合には，離床時にコンセントの取り外しの手間がかかること，歩行時に点滴台に取りつけられたポンプの重みにより点滴台を押しにくく転倒の危険につながりやすいこと，移動がバッテリーの充電時間内に限られることなどの制約もありますから，使用に当たっては，取り扱いを熟知しなければなりません（p.165参照）。

● **使用する輸液セットについて**

輸液ポンプと同じメーカーの専用輸液セットを使用しなければならないタイプと汎用輸液セットが使用できるポンプがありますので，メーカーに確認して使用します。

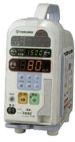

●ポンプと同じメーカーの専用輸液セットを使用するタイプ●

3 注射薬

注射薬には，アンプルに入ったものとバイアルに入ったもの，滴下して静脈内注射する輸液剤（点滴剤，補液）があります。それぞれについて説明します。

アンプル（ampule, ampoule）

1. アンプルの構造

注射薬の入った薄いガラス容器またはプラスチック容器をアンプルといいます。

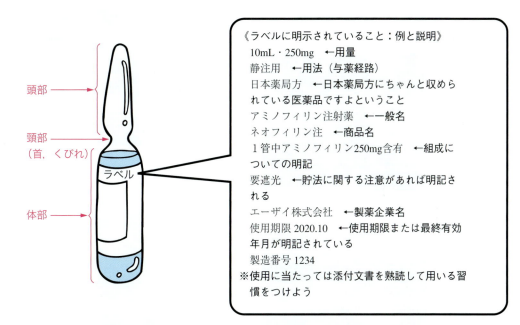

頭部
頸部（首，くびれ）
体部
ラベル

《ラベルに明示されていること：例と説明》
10mL・250mg　←用量
静注用　←用法（与薬経路）
日本薬局方　←日本薬局方にちゃんと収められている医薬品ですよということ
アミノフィリン注射薬　←一般名
ネオフィリン注　←商品名
1管中アミノフィリン250mg含有　←組成についての明記
要遮光　←貯法に関する注意があれば明記される
エーザイ株式会社　←製薬企業名
使用期限 2020.10　←使用期限または最終有効年月が明記されている
製造番号 1234
※使用に当たっては添付文書を熟読して用いる習慣をつけよう

2. アンプルの種類

アンプルのサイズは 1～20mL まで様々です。容器はガラス製またはプラスチック製があり，形も写真に示したようなものがあります。光で薬剤が分解され含量・薬効が低下するおそれのある薬効（例：ケイツー®やラシックス®など）は，紫外線をカットしてくれる茶色の遮光瓶や遮光包装内に入っています。

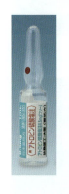 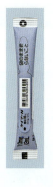 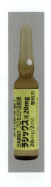 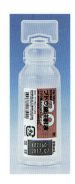

3. アンプル内薬液の注射器への吸引

1️⃣ 指示伝票と照合し5R（p.184参照）を確認しながら，アンプルを保管場所から取り出し，必要物品を準備する。

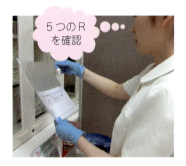

2️⃣ アンプルの液をすべて体部に集める。

［例1］頭部を指ではじく。

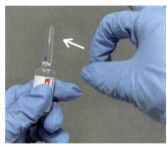

［例2］頭部を持って振り下ろすか回す。

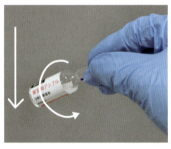

［例3］体部を持って振り下ろす。

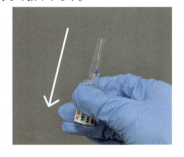

3️⃣ アンプル頸部を消毒し，カットする
《ガラスのアンプルの場合》
①頸部を消毒する。

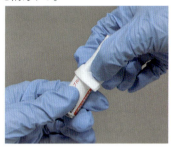

②●印を手前にして利き手で頭部を持ち，体部は利き手でない手で持つ。

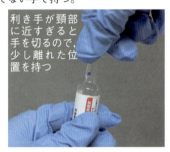

③弧を描くようにカットする。

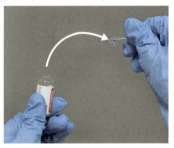

《プラスチックアンプルの場合》
①頸部を消毒する。

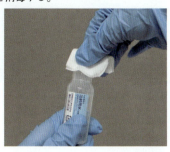

②利き手で頭部を持つ。

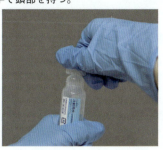

③頭頸部をねじって開ける。

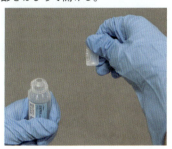

4 アンプルは一旦清潔なトレイに置き，注射針のキャップを取る。キャップは清潔なトレイか消毒綿の上に置いておく。

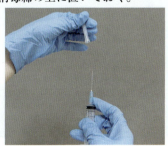

5 指示を再確認して，薬液を注射器内に吸う。

5つのRを確認

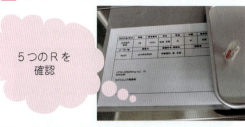

《小さいアンプルの場合》

利き手の母指と示指で外筒を支え，中指を内筒に引っかけて内筒を引く

液を吸うときに利き手で内筒を触り過ぎない。内筒頭とその少し手前には触れてもよい

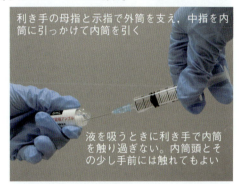

《大きいアンプルの場合》
アンプルの口を下げ過ぎると液がこぼれるため気をつける。

利き手ではない手でアンプルを持ち利き手で写真のように吸引する方法

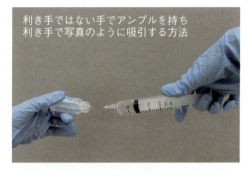

アンプルと外筒を利き手ではない手で持ち，利き手で内筒頭を引く方法

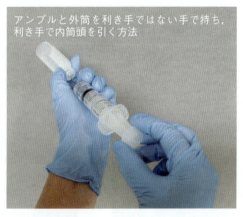

6 注射器内の空気を抜き，指示量を確認する。
　①注射器内の空気を抜き，キャップをする。

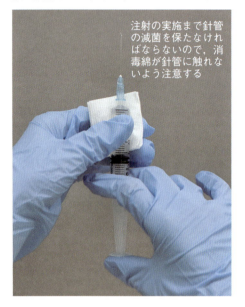

注射の実施まで針管の滅菌を保たなければならないので，消毒綿が針管に触れないよう注意する

②正確な量であることを確認する。

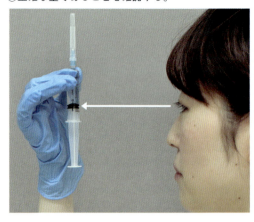

7 準備できた注射器は清潔なトレイに置き5Ｒ（p.184参照）を確認する。

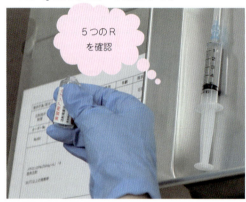

5つのRを確認

吸い終わったアンプルは，所定の場所に捨てるが，例えば，抗がん剤は実施まで捨てない，というような内規がある場合はそれを守る。また，麻薬の場合は，残薬・空アンプルを返却しなければならないので破棄してはならない。

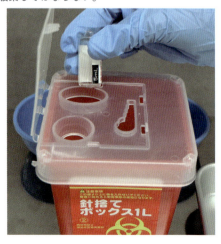

【注意】注射する前のリキャップは？

これから注射をする針は滅菌厳守!!
この段階は，まだ針管の滅菌を保っていなければならない。下記の方法でキャップをすると，針を不潔にするおそれがあるため，この方法でリキャップすることは好ましくない。

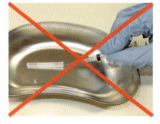

患者さんに刺入し終わった針は？

感染のおそれがあるため穿刺後速やかに針捨て容器に捨てる。針捨て容器がない場合は，点線丸の方法でリキャップするが，この場合，トレイや膿盆などに血液が付着するおそれがある。

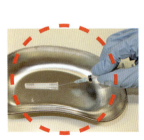
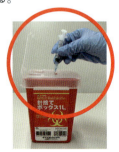

バイアル (vial)

　バイアル (vial) とは，英語で"ガラス瓶，薬瓶"という意味です。注射法で用いるバイアルは，薬液か薬剤の粉末をゴム栓で密閉してあります。粉末の薬剤の場合は，溶解液で溶解して使用します。溶解された薬液は，注射針でゴム栓を貫通させて注射器で吸引し，使用します。

1. バイアルの構造

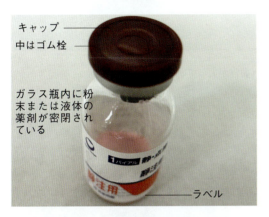

キャップ
中はゴム栓

ガラス瓶内に粉末または液体の薬剤が密閉されている

ラベル

2. バイアルの種類

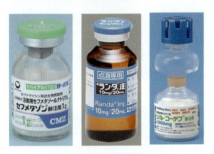

3. バイアル内薬剤の注射器への吸引

《粉末状薬剤が入っている場合》

1. 指示伝票と照合し5R（p.184参照）を確認しながら，アンプルを保管場所から取り出し，必要物品を準備する。
2. バイアルのキャップを取る。

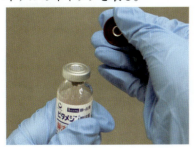

3. 溶解液（ここでは，点滴ボトルの薬液）を吸う。

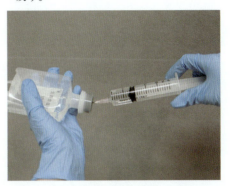

4. バイアルのゴム栓に針を刺し，バイアル内に溶解液を入れて溶かす。

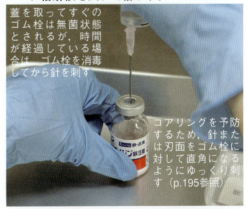

蓋を取ってすぐのゴム栓は無菌状態とされるが，時間が経過している場合は，ゴム栓を消毒してから針を刺す

コアリングを予防するため，針または刃面をゴム栓に対して直角になるようにゆっくり刺す（p.195参照）

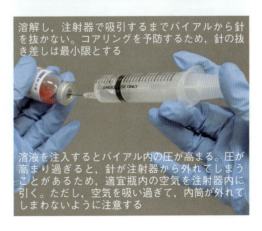

溶解し，注射器で吸引するまでバイアルから針を抜かない。コアリングを予防するため，針の抜き差しは最小限とする

溶液を注入するとバイアル内の圧が高まる。圧が高まり過ぎると，針が注射器から外れてしまうことがあるため，適宜瓶内の空気を注射器内に引く。ただし，空気を吸い過ぎて，内筒が外れてしまわないように注意する

第5章　注射——器具と薬品

[5] 溶解した薬液を注射器に吸引する。

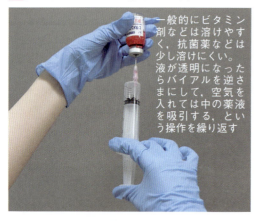

一般的にビタミン剤などは溶けやすく，抗菌薬などは少し溶けにくい。液が透明になったらバイアルを逆さまにして，空気を入れては中の薬液を吸引する，という操作を繰り返す

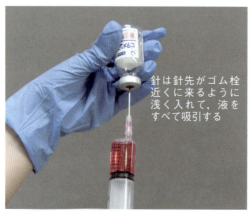

針は針先がゴム栓近くに来るように浅く入れて，液をすべて吸引する

[6] ボトルの口を消毒し，輸薬剤の中に薬剤を注入する。

①消毒

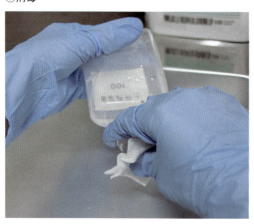

②注入

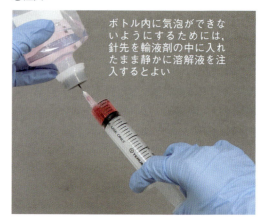

ボトル内に気泡ができないようにするためには，針先を輸液剤の中に入れたまま静かに溶解液を注入するとよい

《薬液が入っている場合》

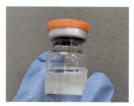

①注射器内に空気を入れる

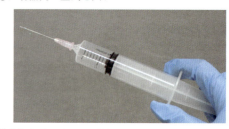

②空気を入れながら薬液を吸う

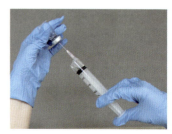

輸液剤

輸液剤（点滴剤）を投与する目的は，
①水・電解質を補給し，体液の恒常性を維持するため
②循環血漿量の維持・回復をはかるため
③栄養素（糖，アミノ酸〈蛋白質〉，脂肪，ビタミン，無機質），水分を補給するため
④高張液を投与し浸透圧利尿をはかるため
⑤抗がん剤などを確実に効率よく投与したり，抗がん剤の副作用を予防するため
⑥検査・手術中の緊急時に備え，すぐ点滴・静脈内注射ができるよう血管を確保しておくため
などです。

1. 輸液剤の構造

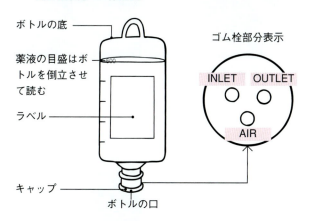

INLET：輸液剤にほかの薬液を混注するとき針を刺す場所
OUTLET：点滴セットの瓶針を刺す場所
AIR：ガラス瓶の際に通気針（空気針，エアー針）を刺す場所（p.102参照）

※INLET，OUTLET，AIRという記載はなく，ただ○印がついているゴム栓もある

2. 輸液剤の種類

1940年代後半からしばらく輸液剤は，重くて割れやすいガラス製でしたが，その後1968（昭和43）年に大塚製薬工場が日本で初めて輸液用プラスチックボトルを開発し販売を開始しました。1973（昭和48）年7月には，テルモ株式会社がソフトバッグを開発し，近年ではそれが中心となっています。ソフトバッグは，通気針（空気針，エアー針）をボトルに刺す必要がないので，クローズドシステムと呼ばれます。

以下に，プラスチックソフトバッグ，硬質プラスチックボトル，ガラスボトルを紹介します。なおパッケージや仕様については時代に伴い改良変更されています。

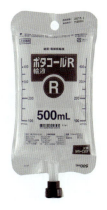

1） プラスチックソフトバッグ

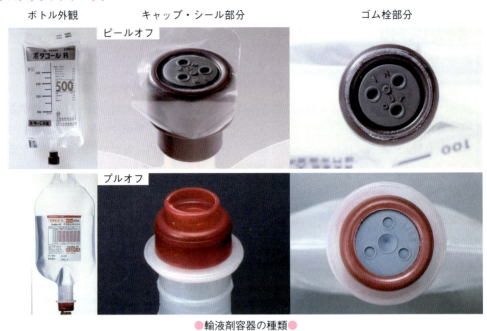

●輸液剤容器の種類●

2） 硬質プラスチックボトル

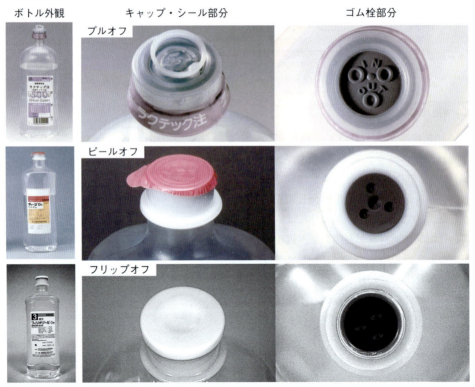

3）ガラスボトル

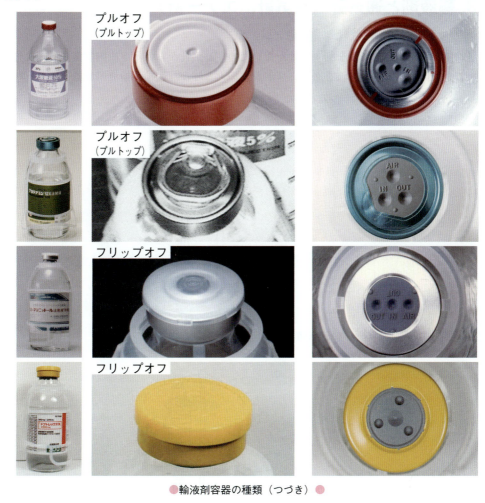

●輸液剤容器の種類（つづき）●

3. 輸液剤と通気針（空気針，エアー針）

1) ソフトバッグの輸液剤なら通気針はいらない

　ソフトバッグは通気針を刺す必要がないため，通気針からのボトル内空気注入・微生物汚染を防止できる。このような方法をクローズドシステムと呼び，近年，輸液剤容器はソフトバッグに移行してきている。

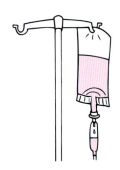

2) 通気孔つき点滴セットなら点滴ボトルに通気針を刺さなくてもよい

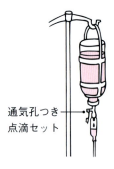

3) 通気孔のついていない点滴セットを，ガラス製または硬質プラスチック製のボトルで用いる場合，ボトルに通気針を刺す

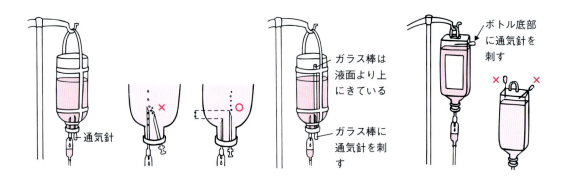

例①

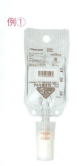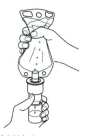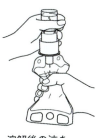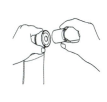

| テルモ糖注TK | キャップを外す | バイアルを まっすぐ刺通する | 溶解液を バイアルに注入する | 溶解後の液を バッグ内に戻す | 両頭針ごと バイアルを外す |

例②

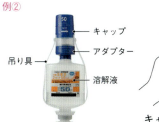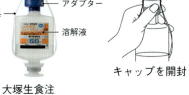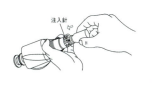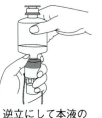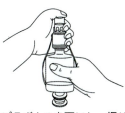

大塚生食注 2ポート50mL / キャップを開封 / 薬剤瓶をまっすぐ最後まで押し込む / 逆立ちにして本液の適量を注入する / プラボトルを下にし，振り混ぜ薬剤を溶解し，溶解液をプラボトル内に戻す

例③

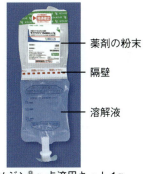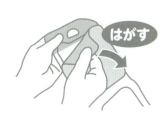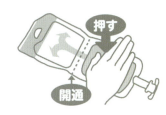

セファメジン®α 点滴用キット 1g

例④

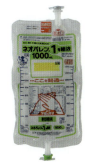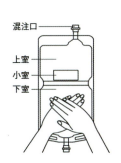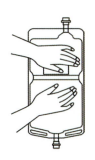

ネオパレン® 1号輸液 / ①下室を押し隔壁開通 / ②下・上室を押して3室液を混合

●無菌的・容易に針刺し事故防止ができて混合調製ができる製剤の例●

第5章 注射——器具と薬品

第6章

注射──方法と援助

1 皮内注射 intradermal injection

　皮内注射とは，滅菌された注射器具を用いて，表皮と真皮の間の皮内に無菌の薬液を約 0.02～0.1mL の極微量注入する注射法です。薬液の吸収は，皮下注射より緩慢です。ツベルクリン反応やアレルゲンテストで局所の皮膚反応を調べたいときに行われる注射法です。

注射部位

　注射部位は，表皮と真皮の間の皮内で，角質層が薄く発毛が少なく，皮内反応の判定をしやすい部位が選ばれます。よく選ばれる部位は，前腕屈側（内側）ですが，ほかに下の図に示した部位が選択されることもあります。

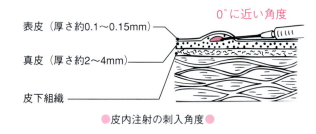

●皮内注射の刺入角度●

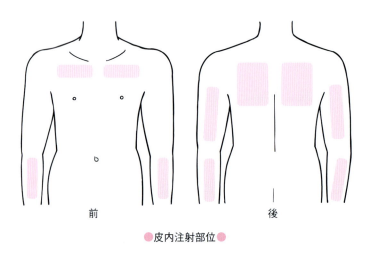

●皮内注射部位●

必要物品

ツベルクリン反応の場合

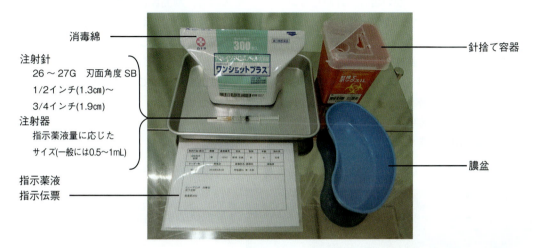

- 消毒綿
- 注射針
  26〜27G 刃面角度 SB
  1/2インチ(1.3cm)〜
  3/4インチ(1.9cm)
- 注射器
  指示薬液量に応じた
  サイズ(一般には0.5〜1mL)
- 指示薬液
- 指示伝票
- 針捨て容器
- 膿盆

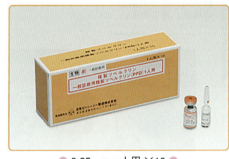

● 0.25μg 一人用 ×10 ●

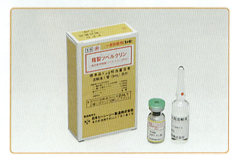

● 1μg/2mL 溶解液入り ●

一般診断用精製ツベルクリン（PPD）1人用の準備

①1mL注射器に皮内用の26〜27Gの針を接続し，アンプル内溶解液(0.5mL)をすべて吸う。
②精製ツベルクリンの入ったバイアル内に溶解液をすべて入れる。
③溶解した精製ツベルクリン液0.1mLが皮内注射の量である。本剤は，被験者1人にのみ使用し，残液は廃棄する。

一般診断用精製ツベルクリン（PPD）1μg/2mL 液の準備

①2mL注射器に23〜25G(ゲージ)の注射針を接続し，添付されているアンプル内の溶解液を2mL吸い上げる。アンプル内には大目に溶解液が入っているので，正確に2mLだけ吸う。
②精製ツベルクリン1μgの入ったバイアルに溶解液を2mL注入し，溶かす。
③溶解を確認したらバイアルに23〜25Gの注射針を刺したまま，2mL注射器を外し，1mL注射器を接続し，吸引する。
④バイアルから針を抜いて，1mL注射器に皮内用の26〜27Gの針を接続する。
⑤溶解した精製ツベルクリン液0.1mLが皮内注射の量である。

第6章 注射——方法と援助

注射の手技と物品配置の例

　利き手で針を刺入した後，利き手ではない手に注射器を持ち変える方法もありますが，その方法は，操作に慣れていない場合，針がぐらつくので，患者さんに不安・不快・痛みを与えるおそれがあります。

　それを防ぐ一つの方法は，針の刺入から抜針まで一貫して，注射器・針を利き手で固定し続けることです。持ち替えをせず，内筒操作は利き手ではない手で行えば，持ち変え時のぐらつきを防ぐことができます。この本では，注射のページすべてについてその方法で説明しています。

　その場合，物品配置を以下のようにすると，終了時消毒綿が取りやすく，針を捨てやすいので効率がよく，針刺し事故防止にもつながります。"準備段階からどのようにするか"が大事であることを意識してください。

■■注射器を持ち替えないでやるときの右利き看護師の準備（例）

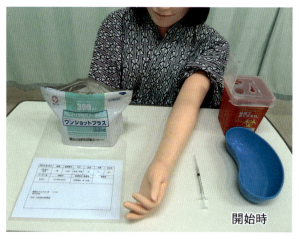

開始時

《利き手ではない方に消毒綿を置く理由》
終了後，利き手に注射器を持っているなら，利き手ではない手で消毒綿を取るから

《利き手側に針捨て容器を置く理由》
終了時，針や注射器を持っているのが利き手側の場合，捨てやすい

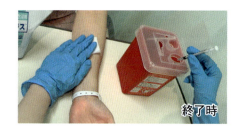

終了時

■■注射器を持ち替えないでやるときの左利き看護師の準備（例）

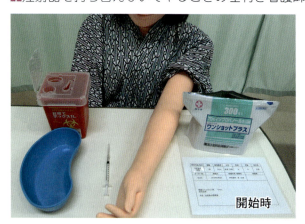

開始時

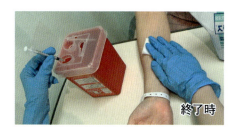

終了時

皮内注射の実施 〜前腕屈側部への皮内テスト

≪看護師の言動の例≫

1. 手洗い
2. 患者確認
   指示伝票の患者氏名を確認して，指定の病室，ベッド番号に入室し，患者さんの名乗った氏名やベッドネーム，ネームバンドを指示伝票と照合し，患者本人であることを確認する。

   > こんにちは。○○です。お名前をフルネームで言っていただけますか

   > ○浦○△です

   > ○浦○△さんですね。○○のため腕に注射をします

3. 注射の目的・方法の説明
4. 物品配置
5. 注射部位の消毒
   抜針時に当てる消毒綿を手の届く位置に準備しておく。

   > 消毒します

   アルコール綿

   ノンアルコール消毒綿

6. 針の刺入
   利き手ではない手で皮膚を張り，利き手で注射器を持ち0°に近い角度で刺入する。

   > 針を刺します

   ※皮内注射の場合，表皮と真皮の間の皮内に刺すため，しびれの確認と血液逆流の確認は不要である

7. 薬液注入

   > 液を入れます

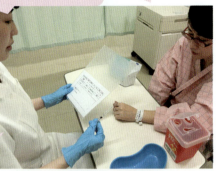

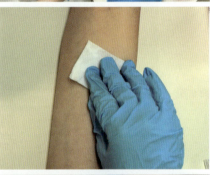

利き手ではない手

利き手

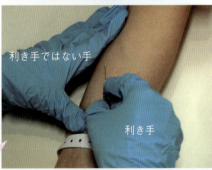

薄い表皮をすくうように0°に近い角度で刺入

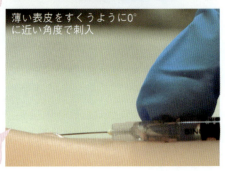

POINT

患者さんに注射する前に手を清潔にする。

誤薬防止のため事前に5R（p.184参照）を確認する。

患者さんの健康状態と与薬目的を関連させ理解して注射する。

皮内注射部位としては，角質層が薄く，発毛の少ない前腕内側（屈側）部が一般的に選択される。

消毒は，針の刺入部位から外側に向かって消毒する。アルコールにかぶれる場合は，クロルヘキシジングルコン酸塩などの消毒綿を使用する。

消毒が乾いたときに消毒効果が高まるため，消毒が乾いたら針を刺す。

左利きの人の場合は，手位置や物品配置を逆にする。

皮内注射は，薬液を表皮と真皮の間に注入するため，針の刺入角度は約0°とし，皮膚をすくうように約2mm（刃面+1mm）刺入するとよい。

第6章 注射——方法と援助

≪看護師の言動の例≫

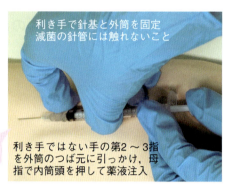

「液を入れます」

> POINT
> 注射器と針がぐらつかないように,抜針まで利き手で注射器と針基を固定し続ける。

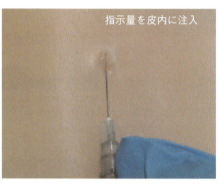

ツベルクリン液は微量 0.1mL（清製ツベルクリン液 0.05μg相当）を注入する。

利き手で注射器を固定し針をぐらつかせないようにして利き手ではない手で消毒綿を取る。

「針を抜きます」

7) 消毒綿を軽く当てて抜針

8) 注射部位をマッサージしないこと,薬の判定時間などの必要事項を説明して寝衣を整え,患者の体調・気分に変わりはないかを確認し,退室する。

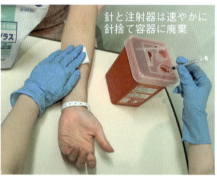

針刺し事後予防のため注射器・針は抜針後すぐに針捨て容器に廃棄する。

皮内注射の場合,抜針部位は消毒綿で軽く押さえるだけとし,マッサージしない。

理由は,マッサージをするとツベルクリン液の毛細血管からの吸収を速め,薬液注入部位が広がって結果判定が不正確になるおそれがあるからである。

「正確に判定するために注射部位はマッサージしないでください。
48時間後に注射部位の判定に医師と伺いますね。お疲れ様でした」

9) 物品の片付けと記録

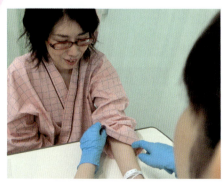

ツベルクリン反応の判定

　ツベルクリン反応は，注射し48時間後に発赤の大きさと硬結，水疱，二重発赤の有無・程度を調べる。

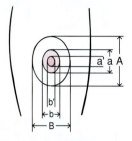

※1994(平成6)年結核予防法施行規則改正

判　定 (注射後48時間)		発　赤 (長径)	その他
陰性	−	9mm以下	
陽性	弱陽性	＋	10mm以上	
	中等度陽性	＋＋	10mm以上	硬結を伴う
	強陽性	＋＋＋	10mm以上	硬結，二重発赤，水疱，壊死などを伴う

●ツベルクリン反応の判定●

　発赤，硬結および二重発赤の長径，短径を測定し，発赤を分母，硬結を分子，二重発赤をカッコで囲む

記載方法：$\dfrac{硬結}{発赤}（二重発赤）= \dfrac{a'\times b'}{a\times b}（A\times B）mm$

●ツベルクリン反応の判定の記録●

2 皮下注射 subcutaneous injection

皮下注射とは滅菌された注射器具を用いて，皮膚と筋肉の間の皮下組織に無菌の薬液を注入する注射法です。

皮下注射の基礎知識

使用薬液とその吸収時間

皮下注射で用いられる薬液は，等張性，非刺激性，非粘稠性，溶解性で，1回に約0.1〜2mL注入します。持続的にシリンジポンプを使って皮下から鎮痛剤などを注入する方法もあります。

皮下組織は血管に乏しいため筋肉注射・静脈内注射よりも薬液の吸収速度が遅く，筋肉注射の1/2，静脈内注射の1/10の速さです。

注射部位

神経と血管の少ない皮膚と筋肉の間の皮下組織に注射するために，一般的に，上腕伸側（後側）部，三角筋の上層部，大腿四頭筋外側広筋の上層部の皮下が用いられます。

注射針の刺入に当たっては，皮下組織に針を刺しやすいように皮膚をつまんで，皮膚面に対して10〜30°の角度で針を刺します。皮下組織が厚ければ約30°とし，薄ければ約10〜30°の範囲で調整して刺します。

一般的に後述する安全部位に注射を行いますが，それでも万一，電撃痛，放散痛，血液の逆流などが見られたら中止し，別の部位に刺しかえます。

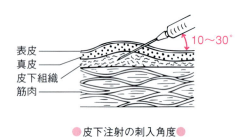

●皮下注射の刺入角度●

1. 上腕伸側部の皮下

　上腕伸側（後側）部で，肩峰先端（または上腕骨頭中央部）と肘頭を結んだ直線の下1/3に，皮膚面に対して10〜30°の角度で針を刺すのが安全とされています。その部位は，皮下組織の厚みが適度にあり，橈骨・正中・尺骨神経の損傷や血管への針の刺入を防ぐために適しています。

　ただし，間違ってもこの部位に筋肉注射はしないでください。過去にこの部位に直角に深く針を刺してしまい，橈骨神経麻痺をきたした医療事故が起こっています。

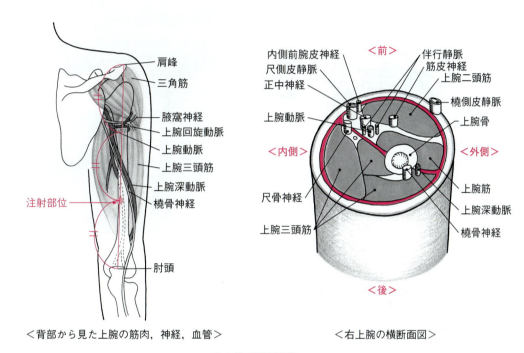

<背部から見た上腕の筋肉，神経，血管> 　　<右上腕の横断面図>

●上腕の解剖図●

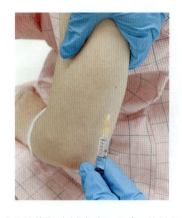

●上腕伸側（後側）部への皮下注射●

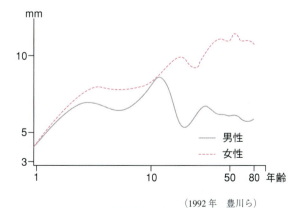

（1992年　豊川ら）
●上腕後部皮脂厚のライフ・サイクル傾向●

2. 三角筋の上層皮下

肩甲骨の肩峰先端（最下端）から2～3横指（約2.5～5cm）下の三角筋中央部（中腋窩線上），または前半部上層の皮下組織に，皮膚面に対して10～30°の角度で針を刺すのが，安全とされています。三角筋の後半部は，橈骨・腋窩・筋皮神経の損傷と上腕深動脈への刺入の危険があるため刺してはいけません。三角筋部の皮下は，前述した上腕伸側（後側）部より皮下組織が薄いことも考慮しなければなりません。

筋肉注射でも三角筋部が安全部位の一つになりますが，薬液の注入部位，刺入角度・深さが違いますから，指示された注射方法を間違えないようにします。

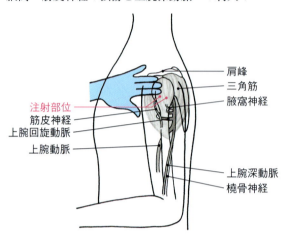
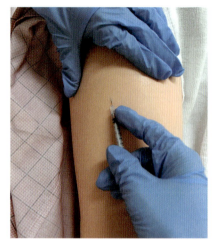

●三角筋上層部への皮下注射●

3. 大腿四頭筋の外側広筋の上層皮下

大転子と膝蓋骨中央を結んだ線の中央部または中央を中心とした1/3の範囲が安全部位とされ，針は皮膚面に対して10～30°の角度で刺します。

刺入する皮下組織は，大腿四頭筋外側広筋の上層部になります。ここには大きな神経・血管がないので安全部位として選択されます。

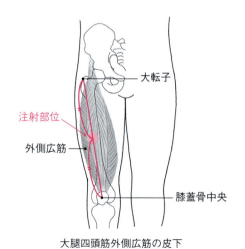

大腿四頭筋外側広筋の皮下

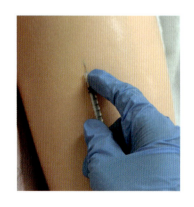

●大腿への皮下注射●

4. 腹壁前面の皮下

インスリンの皮下注射を毎日自分で行う患者さんにとって，安全な部位であること，自分で実施しやすいこと，また，部位を変えて継続注射による皮下の硬結を最小限に抑えることが重要になります。

そのような条件を満たすため，今まで述べてきた部位のほかに，腹壁前面も皮下注射部位として選択されます。

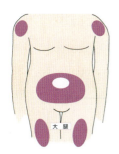
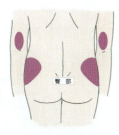
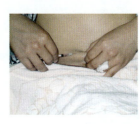

●腹部とそれ以外のインスリン皮下注射部位●

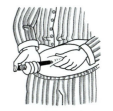

※ダイヤル式ペン型インスリン注射器は針が短いため直角に刺す

●腹壁前面への皮下注射●

※インスリンを注射器に準備するときは，用いる注射器の単位が mL なのかインスリンの単位数なのかを確認します

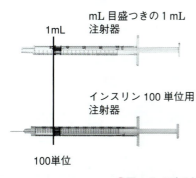

●同一サイズでも目盛の異なる注射器●

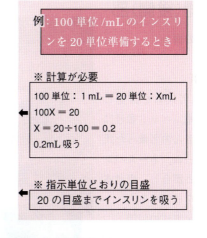

例：100 単位/mL のインスリンを 20 単位準備するとき

※計算が必要

100 単位：1 mL ＝ 20 単位：X mL
100X ＝ 20
X ＝ 20÷100 ＝ 0.2
0.2 mL 吸う

※指示単位どおりの目盛
20 の目盛までインスリンを吸う

皮下注射の必要物品

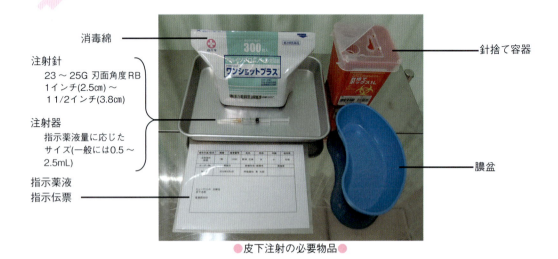

- 消毒綿
- 注射針
  23～25G 刃面角度RB
  1インチ(2.5cm)～
  1 1/2インチ(3.8cm)
- 注射器
  指示薬液量に応じた
  サイズ(一般には0.5～
  2.5mL)
- 指示薬液
  指示伝票
- 針捨て容器
- 膿盆

●皮下注射の必要物品●

皮下注射の実施

1. 上腕伸側（後側）部

≪看護師の言動の例≫

1. 手洗い
2. 患者確認
   指示伝票の患者氏名を確認して，指定の病室，ベッド番号に入室し，患者さんの名乗った氏名やベッドネーム，ネームバンドを指示伝票と照合し，患者本人であることを確認する。
3. 注射の目的・方法の説明
4. 物品配置
5. 注射部位の消毒
   抜針時に当てる消毒綿を手の届く位置に準備しておく。

こんにちは。○○です。
お名前をフルネームで言っていただけますか

○浦○△です

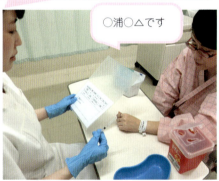

○浦○△さんですね。
○○のため腕に注射をします

消毒します。
少し冷たいです

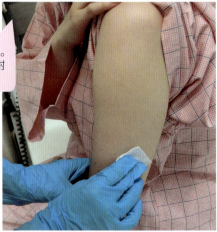

POINT

患者さんに注射する前に手を清潔にする。

誤薬防止のため事前に5R（p.184参照）を確認する。

患者さんの健康状態と与薬目的を関連させ理解して注射する。

皮下注射部位としては，皮下脂肪の厚い上腕伸側（後側）部が一般的に選択されるが，インスリンなどのように継続注射をする場合は，適宜部位を変更する（p.115参照）。

終了までの一連の動きの効率性，安全性を考慮して物品を配置する。

消毒は，穿刺部位から外側に向かって消毒する。

アルコールにかぶれる場合は，クロルヘキジングルコン酸塩などの消毒綿を使用する。

≪看護師の言動の例≫

6⃣ 針の刺入としびれの確認

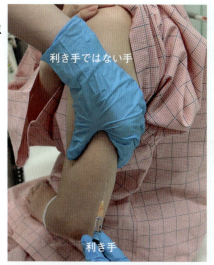

「針を刺します」

「手先はしびれませんか」

7⃣ 血液が逆流しないことの確認

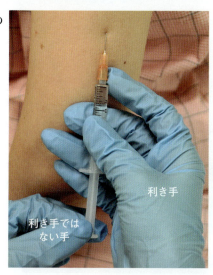

8⃣ 薬液注入

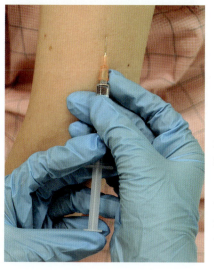

「液を入れます」

POINT

消毒が乾いたときに消毒効果が高まるため，消毒が乾いたら針を刺す。利き手ではない手で皮膚をつまみ，利き手で注射器を持って10～30°の角度で刺入する。

【しびれを確認する理由】
皮下組織（いわゆる皮下脂肪）は，皮神経が走行している。また，上腕伸側部の安全部位よりも肩寄りに深く刺し過ぎてしまうと橈骨神経（p.113, 129参照）を損傷し，電激痛，神経障害の後遺症を起こすおそれがある。必ず安全部位を守っていても，念のためにしびれを確認することが大切である。

針管を刺入したら，注射器と針がぐらつかないように，抜針まで利き手で針基と注射器を固定し続ける。

利き手ではない手で内筒頭を軽く引き，血液が逆流しないことを確認する。

【血液逆流を確認する理由】
皮下組織には，皮静脈が走行している。もし血液が逆流してきたまま注射すると皮下注射ではなく，静脈注射になり，投与方法，薬液吸収速度などが指示と違うことになる。安全部位とされている部位は，皮静脈の走行が少ない部位とはいえ，確認する必要がある。

注射器と針がぐらつかないように利き手で注射器と針基を固定し続けながら，利き手ではない手の第2～3指を外筒のつば元に引っかけ，母指で内筒頭を押して薬液を注入する。

≪看護師の言動の例≫

⑨ 消毒綿を当て抜針

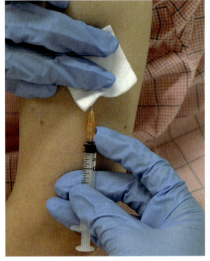

針を抜きます

POINT

皮下注射は，抜針時に微量の出血が見られることがあるため消毒綿を当てて抜針する。

抜針時，針は適度の速度で刺入角度を変えず，針をぐらつかせないようにして優しく抜く。

針と注射器は，速やかに針捨て容器に捨てる。

⑩ マッサージまたは自然吸収

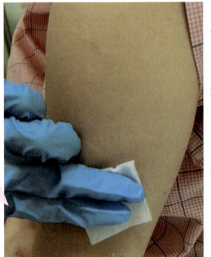

マッサージします（または、してください）　あるいは、薬を自然に吸収させたいので、マッサージはしないで軽く押さえるだけにしてください。
止血を確認したら消毒綿は捨ててください。
ご気分は変わりないですか…

※インスリン注射について
インスリンの添付文書には「マッサージをせず自然吸収させる」という文章は記載されていないが，臨床では一般的にインスリンについては，吸収速度が一定になるように「揉まないでください」と説明していることが多い

⑪ 止血確認，寝衣を整え，患者の体調・気分を確認

⑫ 物品の片付けと記録

2. 上腕伸側（後側）部以外への皮下注射

	三角筋上層部の皮下	大腿部	腹部
1 消毒 中心から外側へ乾燥直後，消毒効果が高い。	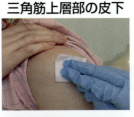	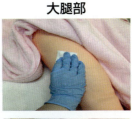	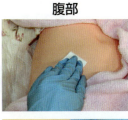
2 針の刺入としびれの確認 刺入角度:10～30° 三角筋:手先のしびれ 大腿部:下肢のしびれ 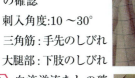	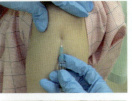	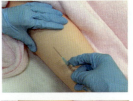	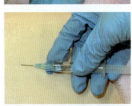
3 血液逆流なしの確認 内筒頭を引く。	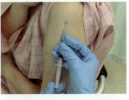	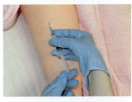	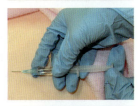
4 薬液注入 つば元に示指・中指母指で内筒頭を押す。	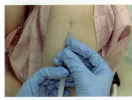	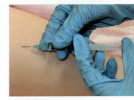	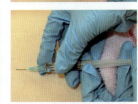
5 消毒綿を当て抜針 針はすぐに針捨て容器に廃棄。	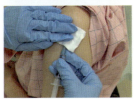	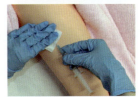	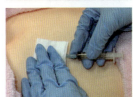

6 自然吸収，またはマッサージ

7 寝衣・体位を整え，気分の確認など

3 筋肉注射 intramuscular injection

筋肉注射とは，滅菌された注射器具を用いて，筋肉内に約5mL以下の無菌の薬液を注入する注射法です。

筋肉注射の基礎知識

1. 使用薬液と吸収時間

筋肉注射で使用される薬液は，等張性，非刺激性，非粘稠性，溶解性，油性，懸濁液のほか，皮下注射では不適切とされる刺激性の強い薬液も用いることができます。

薬液の吸収時間は，皮下よりも筋肉のほうが血管に富んでいるため皮下注射より速く，静脈内注射に比べれば遅くなります。一般的には，皮下の2倍，静脈内注射の1/5の吸収速度といわれています。

筋肉注射部位の中での薬液吸収を速い順に述べると，①三角筋部位→②大腿四頭筋外側広筋→③中殿筋（前方殿部→後方殿部）となりますが，その理由は，血流量がこの順に多いからです。ただし，薬液の吸収は，厳密には使用薬剤とそのときの患者さんの状態によっても変化するものです。

2. 痛み

筋肉注射による痛みについては，「筋層の知覚神経は皮下よりも少ないので，皮下注射より疼痛が弱い」といわれることがあります。しかし，痛覚は全身の皮膚をはじめとして筋膜やその他の極めて広い範囲で受容される感覚ですから，針が皮下を通って筋肉に達し，隙間の少ない筋線維内に薬液を注入する際には，"痛い"という表情になる患者さんが少なくありません。

3. 継続注射による問題

頻回に同一部位への筋肉注射を行うことは避けなければなりません。これは筋線維の隙間が少ないために局所の疼痛だけでなく炎症，硬結，ひどいときには組織壊死，筋拘縮を起こすことがあるためです。

注射部位

注射部位は，よく発達した大きな筋肉で，神経と血管の少ないところを選びます。一般的に，中殿筋，上腕三角筋が用いられますが，大腿四頭筋の外側広筋が用いられることもあります。

注射針の刺入に当たっては，皮膚を張って皮下組織の厚みを押さえ，皮膚面に対して45～90°の角度で針を刺します。角度は皮下や筋層

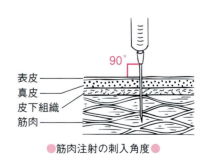

●筋肉注射の刺入角度●

の厚みに応じて個別に調整します。このように皮膚に対して直角に近い角度で刺すという理由は，針が最短距離で筋肉内に達し，損傷を最小限にするための工夫なのです。

一般的には後述する安全部位に注射を行いますが，それでも万一，針の刺入部から末梢にかけてのしびれ感や電撃痛，放散痛，血液の逆流などが見られたらすぐに中止し，別の部位に刺しかえます。

1. 中殿筋

中殿筋で代表的な部位の選び方には，後方殿部の四分三分法，前方殿部のクラークの点とホッホシュテッター（Hochstetter）の部位があります。

これらは，筋が発達して厚みがあり，神経の損傷，血管への針の刺入を防ぎやすい部位とされています。安全に中殿筋への筋肉注射を行うには，中殿筋の部位，避けなければならない大きな坐骨神経や血管の走行を把握しておく必要があります。

また，部位を正確に決めるためには，殿部を決まった範囲でしっかり露出しなければなりません。ただし，殿部の露出は羞恥心への問題があるため，なぜこの部位が安全なのかを患者さんに説明したうえで露出し，必要がなくなったら速やかに覆うことが大事になります。

安全部位は目で見て判断します。指で殿部に線を引いて部位を決めたりすることは，患者さんにとって不快であり，くすぐったいものですからやめます。

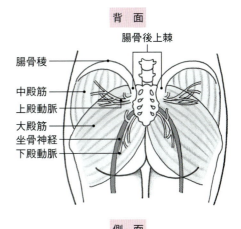

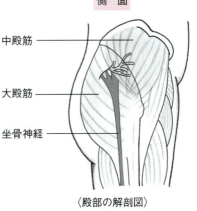

〈坐骨神経の走行〉
（横地千仭著：写真で見る解剖学 人体，第3版，医学書院，1974年，p.79）

〈殿部の解剖図〉

●殿部の解剖●

1）後方殿部中殿筋（背側殿筋）：四分三分法

　四分三分法の部位は，後述するクラークの点やホッホシュテッターの部位よりは体の後ろ側になります。

≪部位の決め方≫
　四分三分法の部位は，片側殿部を四分割し，中点(交点)から外側上方に引いた二等分線を三分割した外側1/3の部位です。

1️⃣ 片側殿部を四分割
　腸骨稜と殿溝，殿部側縁と殿裂(脊柱)に囲まれた片側臀部を四分割する。

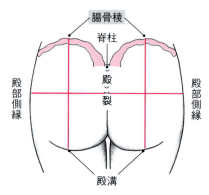

2️⃣ 外側上方を選択
　坐骨神経の走行を避けるために外側上方を選ぶ。

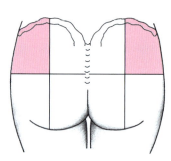

3️⃣ 交点から腸骨稜に二等分線を引く

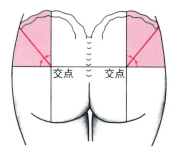

4️⃣ 二等分線を三分割した外側1/3
　この部位は坐骨神経の走行を避けられる。

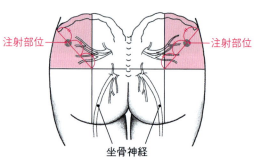

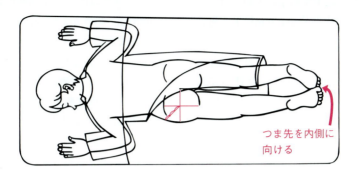

●殿筋の緊張が緩む腹臥位（四分三分法の筋肉注射時）●

《注射時の体位》
　四分三分法は，腹臥位でも側臥位・シムス位でも構いませんが，一般に腹臥位で爪先が内側に向いている状態で行うと，殿筋の緊張が緩んで刺しやすくなり，注射時の痛みがやや緩和されます。体位も腹臥位のほうが安定していますので，患者さんの体位が不安定になる可能性があれば腹臥位で行います。

《注射針の刺入角度》
　注射針の刺入角度については，最短距離で筋肉に針を刺すために，一般的に皮膚に対して45～90°で刺します。
　腹臥位で寝ている患者さんに床またはベッドに対して直角に針を刺入するとしている文献があります。これは，針先の向きが坐骨神経の方向を向かないようにと考えられたことですが，殿部を走る太い坐骨神経は，殿部内側（p.121参照）にありますので，四分三分法で部位を正確に選択すれば，一般に皮膚に対して90°で刺しても坐骨神経の損傷は避けられます。

《注射針の長さと刺入の深さ～日本人の場合》
　日本人の場合，四分三分法部位には，1 1/2インチ（3.8cm）の長さの針が使われ，一般には約3.3～3.5cm刺入しますが，実際には，患者さんの皮下脂肪と筋肉の厚みなど個人的状況をよく観察したうえで，針の長さと刺入の深さを判断し実施すべきです。また，針基まで針をすべて刺してしまうと，万一針が折れたときに皮膚から抜けなくなるおそれがあるため，約3～5mm程度は皮膚から針を外に残して注射します。

　男女差については，豊川裕之らの調査した日本人の腸骨稜上部皮脂厚のライフサイクル別傾向（1992年）を見ると，男性と女性の傾向の違いが読み取れます。この調査は腸骨稜上部の皮脂厚なので，これより下にあたる四分三分法部位の皮脂厚はさらに厚みがあると考えられますが，男女差の傾向はつかめます。

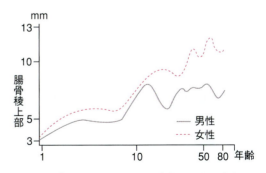

男性は10歳頃ピークとなり，20歳頃いったん減少し，30歳頃再びピーク時期あたりまで増え，その後横ばいが続く。女性は常に男性を上回り一生増え続ける傾向にある。
（1992年　豊川ら）
●日本人の腸骨稜上部皮脂厚のライフサイクル別傾向●

《注射針の長さと刺入の深さ～外国の人の場合》

　四分三分法部位の皮下脂肪厚については，カナダでは成人女性の大部分が4.3cm以上，男性ではすべてが４cm以下と報告され，Cockshottらは１１/２インチ（3.8cm）の注射針で四分三分法部位に筋肉注射をしたとき，女性の95％以上，男性の85％以上が皮下脂肪内に注射を受け，筋肉には達していなかったと報告しています。

　このように欧米の人に四分三分法で針を刺すときは，一般的には１１/２インチよりも長い針を選択し，刺入の深さは４～５cm程度刺すことになります。実際には，人種による遺伝的傾向や食生活などからくる皮下脂肪厚の違いなども考慮し，個別性に合わせて調整します。

2）前方殿部中殿筋（腹側殿筋）： クラークの点・ホッホシュテッターの部位

①クラークの点

　クラークの点は，体の最外側に位置します。皮下脂肪は後方殿部よりも少なく，筋層の厚みがあり，坐骨神経の損傷や，上殿動脈，下殿動脈への針の刺入を避けられる部位です。

《部位の決め方》

　腸骨前上棘（上前腸骨棘）と腸骨後上棘（上後腸骨棘）を結んだ線上で，前上棘側から1/3の部位の中殿筋が，クラークの点です。

《注射時の体位》

　体位は腹臥位，またはシムス位，側臥位とし，体位を安定させて実施します。

《注射針の刺入角度》

　針は，皮膚面に対して90°で刺します。

《注射針の長さと刺入の深さ》

　クラークの点の皮下脂肪厚は，成人女性が2.623cm，男性が2.182cmという調査結果があり，皮膚面に対して90°で刺したとき，約３cm程度挿入すればよいことになります。

　一般的には，皮膚面に対して直角で刺したとき，約３cm程度刺入してよいと考えられますが，実際には，個人差をよく観察したうえで判断し，針を選んでください。

《クラークの点の見つけ方》

　自分の殿部をさわると，腸骨前上棘はわかっても，後上棘は脂肪・殿筋に覆われていてわかりにくいのが現実です。

　そこで，立位において腸骨前上棘から体側の最外側部側に引いた水平線と，大転子から頭側に引いた垂直線の交点を探し，その交点をクラークの点とします。

　ただし，大転子も目には見えません。よって，腸骨前上棘から引いた水平線の最外側の体側がクラークの点，と考えればわかりやすくなります。

　また，最近は，様々なシミュレーションも開発されていますので，可能であればそのような教材を役立てて，立体的に安全部位を把握しておくと望ましいでしょう。殿部用シミュレーション例としては，片側殿部が実際の殿部のように作られていて針が刺せるようになっており，もう片側は透明の殿部で，なかに腸骨や坐骨神経などを見ることができるようになっているものや，自分たちの殿部に装着できるものなどいくつかあります。

★クラークの点を判断してみよう

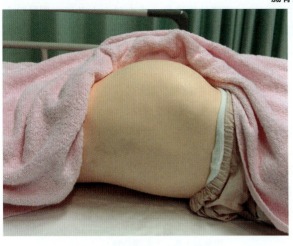
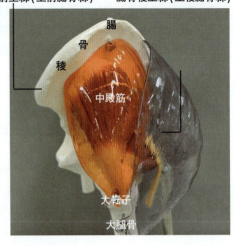

腸骨前上棘(上前腸骨棘)　　腸骨後上棘(上後腸骨棘)

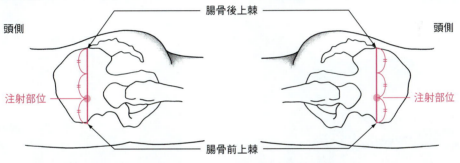

※腸骨前上棘・後上棘の棘（きょく）という字は"とげ""いばら"とも読む字です。つまり，体の前で腸骨が，出っ張っているところは腸骨の前上棘（または上前腸骨棘）と呼ばれ，体の後ろで出っ張っている腸骨は腸骨の後上棘（または上後腸骨棘）と呼ばれます

●クラークの点●

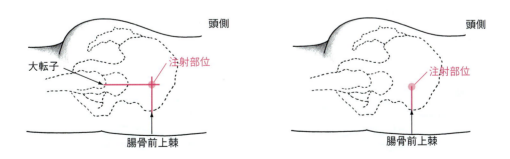

●クラークの点の見つけ方●

第6章 注射──方法と援助

125

②ホッホシュテッターの部位

ホッホシュテッター(Hochstetter)の部位は、四分三分法に比べると体の前側（腹側）に位置します。前述したクラークの点とほぼ同じ部位です。

《部位の決め方》

大転子に手掌中央を当てて、腸骨前上棘に示指を当て、中指を思いっきり開きます。そして、示指・中指・腸骨稜に囲まれた三角の中央部か中指の近位関節（指の根本に近いほうの関節）に近いところがホッホシュテッターの部位です。

《注射時の体位》

体位は腹臥位、またはシムス位、側臥位とし、体位を安定させて実施します。

《注射針の刺入角度》

針は、皮膚面に対して45〜90°で刺します。

《注射針の長さと刺入の深さ》

一般的には、皮膚面に対して直角で刺したとき、１１/２インチ（3.8cm）か１１/４インチ（3.2cm）の針を用いて約3cm程度刺入します。実際には、個人差をよく観察したうえで判断し、使用する針と刺入の深さを決めてください。

★ホッホシュテッターの部位を判断してみよう

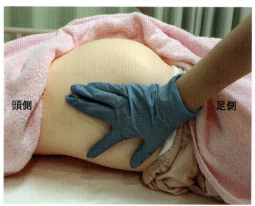

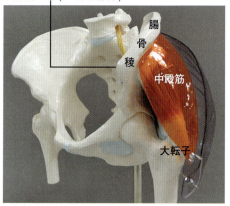

《左中殿筋》
1. 大転子に右手掌中央を当て、腸骨前上棘に示指を当てる。示指はそのまま腸骨前上棘に置き中指を思いきりＶ字に開く
2. 示指・中指・腸骨稜内の三角の中央または中指の近位（第２）関節に近い部位が筋肉注射部位

《右中殿筋》
1. 大転子に左手掌中央を当て、腸骨前上棘に示指を当てる。示指はそのまま腸骨前上棘に置き中指を思いきりＶ字に開く
2. 示指・中指・腸骨稜内の三角の中央または中指の近位（第２）関節に近い部位が筋肉注射部位

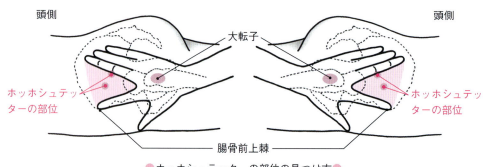

●ホッホシュテッターの部位の見つけ方●

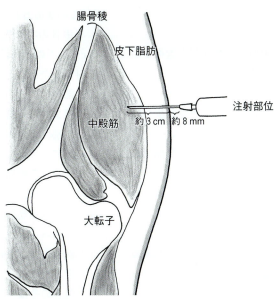

●左股関節の前方断面図で見るクラークの点とホッホシュテッターの部位●

※今は行われなくなったグロスの三角部
（Gross triangle）

1970年代よりも前の看護技術の本や百科辞典には，殿部筋肉注射の安全部位として「グロスの三角部」が載っていました。その三角部は大殿筋の厚みがあり，筋肉注射に適しているとされていたのです。しかし，その後，この部位の下には坐骨神経が走っている場合があるとわかり，グロスの部位への注射は行われなくなりました。

このように正しいとされた知識が訂正される場合がありますので，学習したことについてもそのつど新情報を確認していく必要があります。

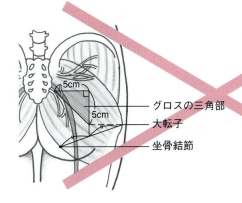

①大転子と坐骨結節を結ぶ線の中点から上に，体長軸と平行な線を引く。
②大転子高位から上に5cm，左に直角に5cmの線を描き，直角二等辺三角形を想定した大殿筋部。それがグロスの三角部。

●今は安全部位ではないグロスの三角部●

2. 三角筋

　臨床では，筋肉注射時に三角筋部を選択することが少なくありません。

　その理由としては，

①三角筋部は中殿筋部に比べ皮下脂肪が少ない部位なので確実に筋肉に注射しやすい

②血管に富んでいるため筋肉注射の安全部位の中で最も薬液吸収が速い

③中殿筋よりも患者さんの羞恥心や衣服着脱の面倒が少ない

などが挙げられます。

　ただし，過去の医療事故を調べると，看護師が，厚着をしている患者さんの袖を十分めくらないまま，三角筋より下の上腕外側（背面・伸側）部の皮下注射部位に筋肉注射をしてしまい，橈骨神経を損傷させて裁判に及んだ事故が起きています。三角筋に注射をするときは，そのような危険性を忘れず，上腕を肩峰から十分露出して，安全部位を守り実施しなければなりません。

《部位の決め方》

　肩甲骨の肩峰先端から2〜3横指（約2.5〜5cm）下の三角筋中央部または前半部が筋肉注射の安全部位とされます。三角筋の中央部と前半部では，筋肉の厚みのある中央部のほうがより望ましい部位です。

　この部位が選択される理由としては，解剖学的に見て，

①三角筋とその周辺の筋に分布している腋窩神経を避けられる

②上腕神経屈筋群に分布している筋皮神経を避けられる

③上腕骨のそばを後ろ側から斜め前側に下降して走る橈骨神経の損傷を避けられる

④上腕骨のそばを後ろ側から斜め前側に下降して走る上腕深動脈への刺入を避けられる

からです。

　万一，肩峰先端から3横指以上下の部位や，三角筋の後半部に注射をしてしまうと，腋窩・筋皮・橈骨神経の損傷や，上腕深動脈へ針を刺入させてしまうおそれがあります。

《注射時の体位》

　坐位，仰臥位，側臥位のいずれでも構いません。肘を曲げて上腹部に前腕を置き，腕の力を抜いてもらい注射します。

《注射針の刺入角度》

　針は，最短距離で筋肉に刺さるように皮膚面に対して45〜90°の角度で刺します。刺入角度は，皮下脂肪や筋肉の厚みに応じて，個別に調整します。

《注射針の長さと刺入の深さ》

　皮下脂肪や筋肉の厚みに応じて，1インチ（2.5cm）〜1 1/2インチ（3.8cm）の針を選択し，約2〜3cm刺入します。

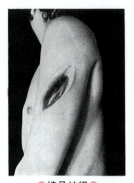

●橈骨神経●
(横地千仭著：写真で見る解剖学 人体，第3版，医学書院，1974年，p.78)

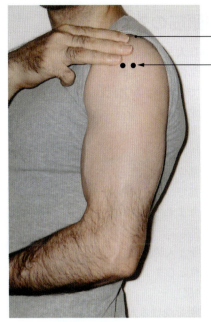

●三角筋への筋肉注射部位●

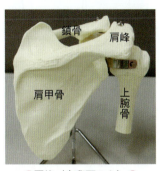

●肩峰（右背面から）●

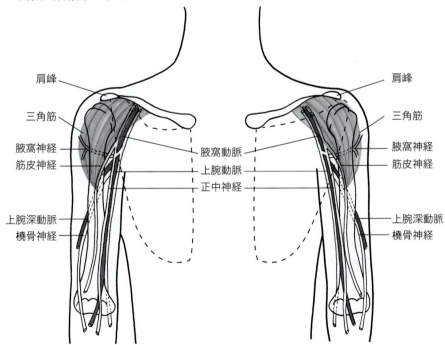

●三角筋と筋肉注射に関わる前面から見た解剖図●

3. 大腿四頭筋の外側広筋

　大腿外側広筋は大きな神経・血管がないので筋肉注射の安全部位とされています。

　筋肉注射の中での薬液吸収速度は，三角筋部位に次ぐ速さです。

《部位の決め方》
　大腿部の安全部位は，大転子と膝蓋骨中央を結んだ線の中央部で，刺入する筋肉は大腿四頭筋外側広筋になります。
《注射時の体位》
　仰臥位，坐位など大腿側面から前面が露出でき，安定する体位とします。
《注射針の刺入角度》
　皮膚に対し注射を受ける人の体格によって，45〜90°の範囲で調整します。
《注射針の長さと刺入の深さ》
　皮膚面に対して直角で刺すとき，１１/２インチ（3.8cm）か１１/４インチ（3.2cm）の針を用いて約３cm程度刺入しますが，現実には個人の状況をよく観察したうえで判断し，針を刺してください。
《継続注射による問題》
　この部位への注射は，過去に大腿四頭筋拘縮症（大腿四頭筋短縮症ともいいます）という問題を引き起こしたことがあります。

　1946（昭和21）年に最初に報告され，1970年代に多発し社会問題となりました。５〜６歳の成長期にある小児に大腿四頭筋組織の瘢痕化が頻発し，患肢の外旋，膝関節の屈曲制限，膝屈曲時の尻上り現象，正座困難などが見られたのです。当初は先天的なものと考えられていましたが，大腿四頭筋への解熱剤や抗菌薬の筋肉注射などの要因が明らかになり，注射の乱用が批判・検討され，特に筋肉の未発達な小児への注射は避ける方向へ向かうこととなりました。

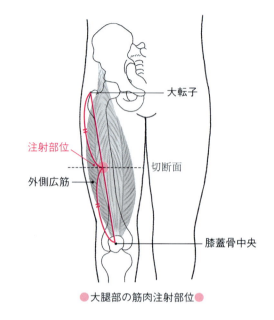

●大腿部の筋肉注射部位●

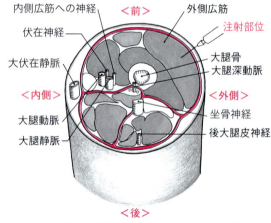

●右大腿中央部横断図（上方より見たところ）と筋肉注射部位●

筋肉注射の必要物品

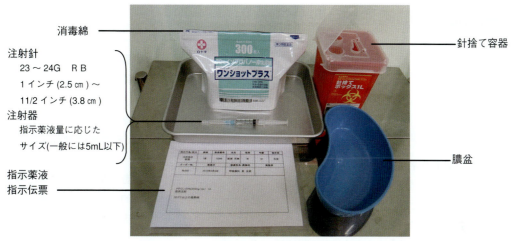

- 消毒綿
- 注射針
  23〜24G　RB
  1インチ(2.5cm)〜
  1 1/2インチ(3.8cm)
- 注射器
  指示薬液量に応じた
  サイズ(一般には5mL以下)
- 指示薬液
- 指示伝票
- 針捨て容器
- 膿盆

●筋肉注射の必要物品●

筋肉注射の実施

1. 中殿筋への筋肉注射：四分三分法

≪看護師の言動の例≫

1> 手洗い

2> 必要物品の準備

3> 患者確認
指示伝票の患者氏名を確認して，指定の病室，ベッド番号に入室し，患者さんの名乗った氏名やベッドネーム，ネームバンドを指示伝票と照合し，患者本人であることを確認する。

> こんにちは。○○です。
> お名前をフルネームで言っていただけますか

> ○浦○△です

4> 与薬の目的・方法の説明

> ○浦○△さんですね。
> ○○のためにお尻に注射します

5> 注射部位の露出と体位の調整

6> 物品配置

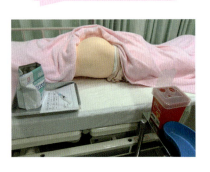

POINT

患者さんに注射する前の手を清潔にしておく。

誤薬防止のため事前に5R(p.184参照)を確認する。

患者さんの健康状態と与薬目的を関連させ理解して注射する。

不必要な露出を防ぎ患者さんの寒気防止，羞恥心に配慮する。

終了までの一連の動きが効率よく，安全に実施できるように物品を配置する。

≪看護師の言動の例≫

7 注射部位の消毒
抜針時・マッサージに使う消毒綿を手の届く位置に置いておく。

> アルコールにはかぶれませんか…
> 消毒します。少し冷たいです

POINT

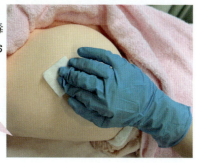

アルコールにかぶれる場合は，クロルヘキシジングルコン酸塩などの消毒綿を使用する。
刺入部から外側に向かって消毒する。消毒が乾いたときに消毒効果が高まるため，消毒が効いたら針を刺す。

8 針の刺入

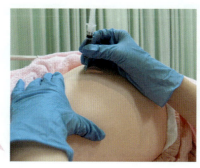

> 針を刺します

針が最短距離で筋肉に達するように45〜90°の角度で刺す。
針管を数mm残すところまで針を刺入したら，抜針するまで手刀部分をしっかり皮膚につけて，注射器と針がぐらつかないように固定し続ける。

●手刀部位●

9 しびれの確認

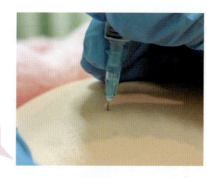

> 足先はしびれませんか

針管を数mm残し，しびれを確認する。
殿部の筋肉注射では，足先にかけてのしびれ，電激痛がないかを確認する。
しびれなどの訴えがあれば，坐骨神経などの損傷のおそれがあるため針を抜去する。

10 血液逆流がないことを確認

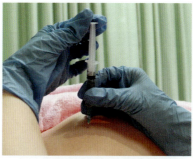

血液逆流があるまま注射すると静脈注射になってしまう。
利き手で針基と注射器を固定したまま，利き手ではない手の示指と母指で内筒頭を少しだけ引いて，血液逆流がないことを確認する。

《看護師の言動の例》

⑪ 薬液注入

> 液を入れます
> 少し痛いです

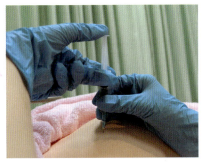

POINT

利き手で針基と注射器を固定したまま，利き手ではない手の第2〜3指先を外筒のつば元に引っかけ，母指で内筒頭を押し，薬液を注入する。

筋肉注射では，組織間隙の少ないところに薬液を入れるため注入時に痛みがある。

⑫ 消毒綿を当て，抜針

> 終わりました。
> 針を抜きます

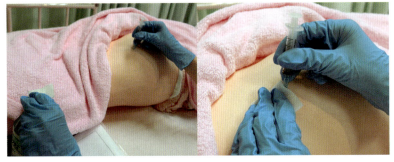

利き手で注射器を固定し針をぐらつかないように注意しつつ，マッサージ用の消毒綿を取る。

抜針時，針は刺入角度を変えず，針をぐらつかないようにして適度の速度で優しく抜く。

抜針時に微量の出血が見られることがあるため消毒綿を当てて抜針する。

⑬ マッサージ

　針と注射器は，速やかに針捨て容器に捨てる。

　薬液が吸収されるように消毒綿を指の腹でおさえマッサージする。

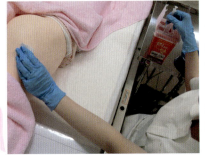

十分マッサージし，薬液の吸収を促す。

写真では殿部が露出されたままマッサージしているが，掛物をかけ不必要な露出を防いで行うとよい。

> マッサージ
> します

⑭ 止血確認

　消毒綿は膿盆に捨てる。

⑮ 寝衣・寝具・体位を整え，体調・気分の確認

⑯ 物品の片付けと記録

> ズボンをあげます。
> ご気分は変わりないですか。楽にしてください。
> ………では失礼します

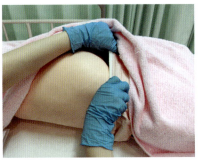

患者の体調・気分に変わりはないかを確認し，薬効，効果発現時間などの必要事項を説明し，退室する。

2. 中殿筋への注射：クラークの点とホッホシュテッターの部位

　クラークの点とホッホシュテッターの部位は，確認方法は違いますが，ほとんど同じ部位になります。

1> 部位の確認　　　〈クラークの点〉　　　　　〈ホッホシュテッターの部位〉

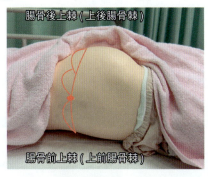
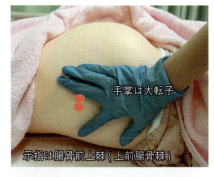

2> 消毒

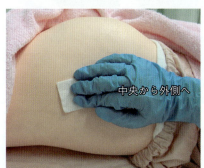

5> 薬液注入

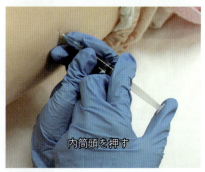

3> 針の刺入

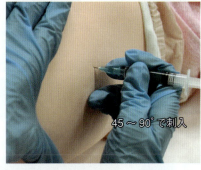

6> 消毒綿を当て抜針

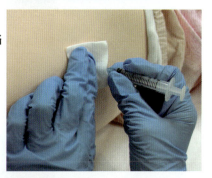

4> 血液が逆流しないことを確認

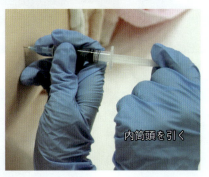

7> マッサージ

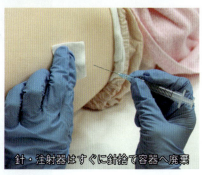

第6章　注射——方法と援助

3. 三角筋，大腿四頭筋への筋肉注射

	三角筋	大腿
1 部位の確認（三角筋：p.128～129, 大腿：p.130参照）	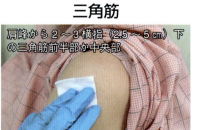 肩峰から2～3横指（2.5～5cm）下の三角筋前半部か中央部	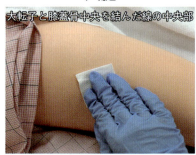 大転子と膝蓋骨中央を結んだ線の中央部
2 消毒		
3 針の刺入 刺入角度45～90°	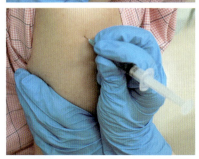	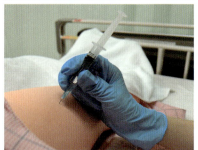
4 血液が逆流しないことを確認	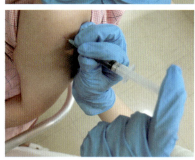	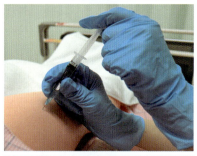
5 薬液注入	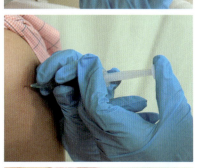	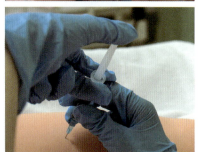
6 抜針	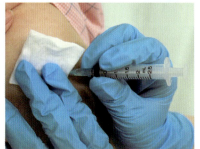	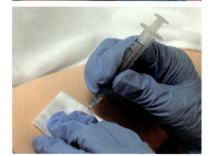
7 マッサージ		

■■筋肉注射が万一皮下注射になったときの問題

　指示が筋肉注射であるにも関わらず皮下注射になってしまったときの問題の一つは，吸収速度が約2倍遅延してしまうということです。

　もう一点は，等張性・非刺激性・非粘稠性・溶解性の無菌の薬液なら皮膚・皮下組織に対して問題はありませんが，皮下注射に適さないものが注射されると皮下組織に問題を起こす可能性があるということです。

■■筋肉注射が皮下注射にならないための対策

（1）Z字法
　Z字法（p.138の図参照）で注射し，筋肉から上の皮下組織への薬液の漏出を防ぎます。

（2）部位の選択
　筋肉注射用として使われている11/2インチの針で，確実に筋肉注射を行う対策としては，四分三分法以外の皮下脂肪の薄い部位を選択することも一案です。例えば，クラークの点，ホッホシュテッターの部位，または三角筋，大腿外側広筋を選ぶという方法があります。

　ただし，三角筋部は，橈骨神経や上腕深動脈などに近いところにあるので，安全部位を厳守しなければなりません。

（3）針の選択
　かなり皮下脂肪の厚い人に四分三分法を行うときは，11/2インチよりも長いカテラン針を用いる方法があります（ただし，カテラン針の針管は6〜7cmもありますので，長すぎて注射針の固定が不安定になりやすいため気をつけなければならず，刺し過ぎによる神経損傷にも十分注意しなければなりません）。

■■Zトラック・テクニック（いわゆるZ字型注射法）

（1）Z-track techniqueとは
　「Zトラック・テクニック（Z-track technique）」は，今から約40年前の翻訳文献に「ジグザグ技術（Z or zigzag technique）」という呼び名で紹介されていた注射の一方法です。日本語では「Z字型注射法」と訳され紹介されています。

　言葉の意味を確認すると，Zは英語の「zigzag（ジグザグ）」の頭文字から来ており，「ジグザグ，ギザギザに屈曲した線，稲妻形，Z字形」という意味です。trackは「足跡」，techniqueは「技術」です。

　筋肉注射に用いられ，文字通り針の刺入跡が一直線ではなくジグザグ状態になる方法です。図（p.138〜139参照）で示したように，①針を刺す前から皮膚を一方向に横に向かってピンと張り続け，②直角に針を刺して薬液を筋肉内にすべて注入し終わったら針を抜去して，③それまで張っていた皮膚を元に戻すという方法です。

　その結果，筋肉と皮下の面にズレが生じ，筋肉に注入した薬液が皮下に漏れ出すことを最小限に防止できます。

　したがって，筋肉から皮下に漏れると皮下組織に刺激を与えてしまうおそれのあるような薬液を筋肉注射するときや，薬液をすべてしっかり筋肉内から吸収させたいときなどにこの方法をとるとよいとされています。

第6章
注射——方法と援助

137

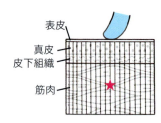

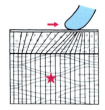

①針の刺入部を定め，一方向へ皮膚を張り，表皮・真皮・皮下組織を矢印方向へずらす。

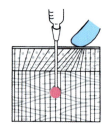

②①の状態のまま，目的の筋層（★）へ針を床面に対して直角に刺し，すべての薬液を注入する。

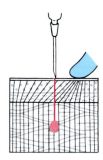

③皮膚を張った状態のまま，針を抜く。

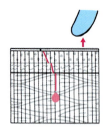

④押さえていた手を離し，皮膚を元に戻すと，針の通った跡が，筋層を離れ，薬液は皮下組織に入り込まない。

●Ｚトラック・テクニック（Ｚ字型注射法）のしくみ●

(2) Z字型注射の方法

1️⃣ 殿筋を消毒し，利き手とは反対の手の小指側（手刀部）を皮膚に当てる。

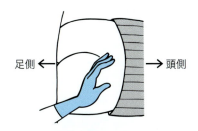

2️⃣ 皮膚を脊柱側やや下方に十分引っ張る。（注射針を抜くまで引っ張り続ける）

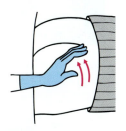

3️⃣ 皮膚伸展をそのままにして利き手で注射針を床面に対して直角に刺し，激痛やしびれのないことを確認する。

なお，注射針を刺す前に，注射器内に約0.09mLの空気を入れておき（次頁「エアーロック」参照），薬液をすべて注射針から押し出せる準備をしておく。空気の量は，針基と針管内の量にとどめ，身体組織に空気が入ることがないように注意する。

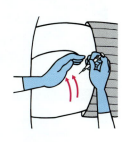

4️⃣ 皮膚伸展をそのままにして利き手とは反対の手で針基と注射器を押さえ，血液の逆流がないことを確認する。

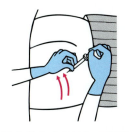

5️⃣ 皮膚伸展をそのままにして薬液をゆっくり注入する。

針内の液も含め薬液をすべて注入し終えたら数秒待つ（薬液の筋肉への吸収を促し，針，薬液の刺激による筋緊張が和らぐまで）。

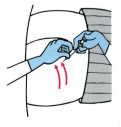

6️⃣ 注射針を抜去したあと，伸展させていた利き手ではないほうの手を離す。

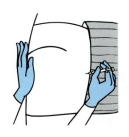

■エアーロック

(1) エアーロックとは
　皮下組織に刺激を与えるおそれのある薬剤を筋肉注射するときの方法で，注射器内の微量の空気によって注射薬の全量を針から筋肉内に押し出し，皮下に薬液刺激が生じないようにする方法です。

(2) エアーロックの方法

1️⃣ 注射器内に針基と針管の内腔分に当たる量の空気を入れる。例えば，針管の太さが23ゲージで，針管の長さが1 1/4インチの場合は，約0.09mLの空気を入れておく。それ以上の空気は入れないこと。

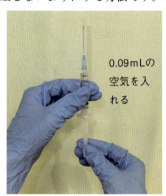
0.09mLの空気を入れる

2️⃣ 針先を床に対して直角に下げ，注射器内の空気を上(内筒のガスケット側)に寄せる。

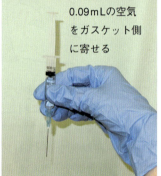
0.09mLの空気をガスケット側に寄せる

3️⃣ 床面に対して直角に針を刺す。

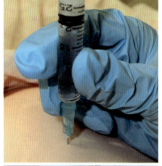

4️⃣ 注射器内の空気を針基・針管部分に押し出し，すべての薬液を筋肉内に入れる。この際，空気が組織に注入されないように，体位は下記の通りとする。

エアーロック法での筋肉注射部位	体位
四分三分法	腹臥位
クラークの点の部位 ホッホシュテッターの部位 三角筋部	側臥位
大腿部	仰臥位，坐位

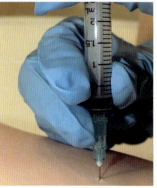

4 静脈内注射 intravenous injection

静脈内注射とは，滅菌された注射器具を用いて，静脈内に無菌の薬液を注入する注射法です。

広義には，点滴静脈内注射も静脈内注射に含めて考えますが，狭義には，50〜100mL以下の薬液を注射器により静脈内に注射することを静脈内注射と呼び，持続的に薬液を滴下して静脈内に注射することを点滴静脈内注射といいます。

静脈内注射の基礎知識

1. 使用薬液とその吸収時間

薬液は，原則として発熱物質やショック誘発物質，栓塞物質を含まず，血管への刺激性の少ない無菌の薬液を使用しますが，なかには局所刺激性のある抗がん剤や高張液などが使用されることもあります。

吸収時間は，直接薬液を静脈内に注射するため与薬の中で最も速く，皮下注射の約10倍，筋肉注射の約5倍で，全身に薬液が行きわたるのに要する時間は，約5〜10分と極めて迅速に吸収されます。

2. 危険性と実施者の考え方

静脈内注射は，静脈から確実・迅速に薬液が吸収されるため副作用・中毒・ショックなどの危険度が高い注射です。2002年に「医師の指示があれば看護師が行ってもよい業務の範疇」と行政が解釈変更したこと（p.176参照）を受け日本看護協会は，2003年5月『静脈注射の実施に関する指針』を看護教育機関・医療機関に送付し，教育内容，実施者の能力，専門看護師育成検討予定などについて提示しています。

3. 痛 み

針が血管に入るまでは痛みを伴いますが，薬液の注入時には痛みはありません。

注射部位

表在性の静脈であれば注射することができますが，通常，前腕肘窩の正中皮静脈が用いられます。

注射針の刺入角度は10〜20°です。

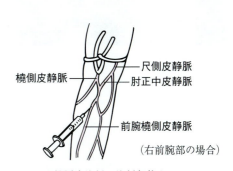

●静脈内注射の注射部位●

静脈内注射の必要物品

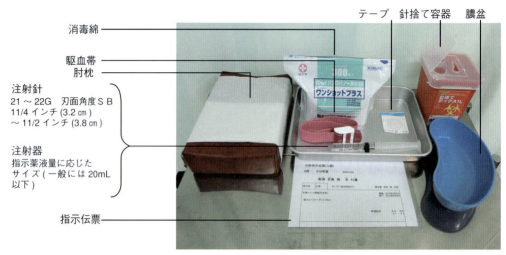

消毒綿
駆血帯
肘枕
注射針
21～22G 刃面角度SB
1 1/4 インチ（3.2 cm）
～ 1 1/2 インチ（3.8 cm）
注射器
指示薬液量に応じた
サイズ（一般には 20mL
以下）
指示伝票

テープ　針捨て容器　膿盆

※ 駆血帯について

　駆血帯は，針の刺入部位から中枢側約7～10cmくらいの所に巻きます。駆血する目的は，静脈還流をせき止めることで，静脈が怒張し穿刺する静脈の選定，走行の確認を容易にすることです。基本的に駆血時間は，血液データに変化を与えないように1分以内がよいとされています。

〈ゴム管タイプ〉　　〈クリップつき〉　　〈バンドタイプ〉

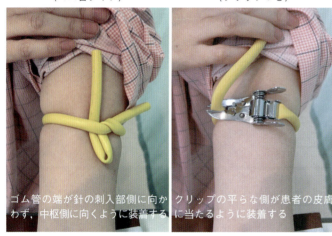

ゴム管の端が針の刺入部側に向かわず，中枢側に向くように装着する

クリップの平らな側が患者の皮膚に当たるように装着する

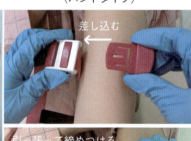
差し込む

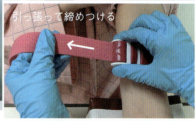
引っ張って締めつける

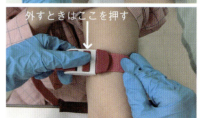
外すときはここを押す

静脈内注射の実施

≪看護師の言動の例≫

1. 手洗い
2. 必要物品の準備
3. 患者確認
   指示伝票の患者氏名を確認して，指定の病室，ベッド番号に入室し，患者さんの名乗った氏名やベッドネーム，ネームバンドを指示伝票と照合し，患者本人であることを確認する。
4. 与薬の目的・方法の説明
5. 注射部位の露出と体位の調整
6. 物品整理
   注射後に貼るテープを準備しておく。
7. 駆血と静脈の走行確認

8. 注射部位の消毒
   抜針時，止血用に使う消毒綿を手の届く位置に置いておく。

> こんにちは。○○です。お名前をフルネームで言っていただけますか
> ○浦○△です

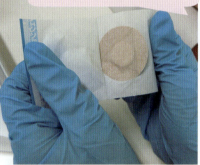

> ○浦○△さんですね
> ○○のために静脈注射をします

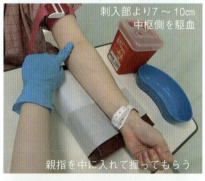

> 刺入部より7～10cm中枢側を駆血
> 血管を確認します
> 親指を中に入れて握ってもらう

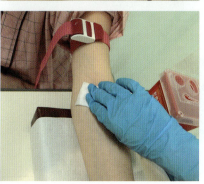

> アルコールやテープにはかぶれませんか…消毒します。少し冷たいです

POINT

患者さんに注射する前の手を清潔にしておく。

誤薬防止のため事前に5R（p.184参照）を確認する。

患者さんの健康状態と薬剤の処方目的を関連させ理解して与薬する。

静脈内注射後は，一般的にテープ固定をするが，テープにかぶれやすい場合は，ガーゼや止血用のバンドを準備しておく。

針の刺入部より7～10cm中枢側を駆血し，親指を中に入れて握ってもらうと前腕の筋肉が収縮して，静脈還流が促され，静脈血管が怒張して静脈の走行を確認しやすくなる。
血管が十分怒張しない事例では，事前に温罨法を行ってもよい。日頃から利き手ではない示指の腹で血管の走行と血管の弾力性の感触をつかむことに慣れておくとよい。なお，血管の怒張が不十分でも，触れてみると血管の弾力や深さの感触が感じられることがあるので，触れて確認することは大切である。

アルコールにかぶれる場合は，クロルヘキシジングルコン酸塩などの消毒綿を使用する。刺入部から外側に向かって消毒する。
消毒が乾いたときに消毒効果が高まるため，消毒が乾いたら針を刺す。

≪看護師の言動の例≫

9 針の刺入
　①刃面と目盛を合わせる。

「針を刺します」

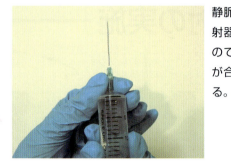

POINT
静脈注射は，針の刃面と注射器の目盛を上にして刺すので，刺入前に刃面と目盛が合っていることを確認する。

　②刺入する。

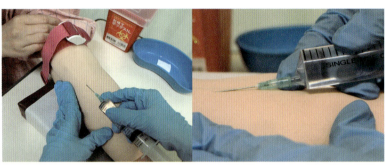

針の角度は約10〜20°の角度で刺す。
利き手で針基と外筒を持ち針管を刺入したら，抜針するまで注射器と針がぐらつかないように固定し続ける。

10 しびれの確認
　針管を数cm残し，しびれを確認する。

「手先はしびれませんか」

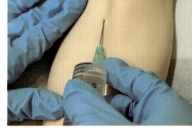

前腕への静脈注射では，手先にかけてのしびれ，電激痛がないかを確認する。
しびれや電激痛の訴えがあれば，針を抜去する。

11 針基の血液逆流を確認したら，駆血帯を外す

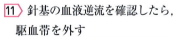

「手の力は抜いていいですよ」

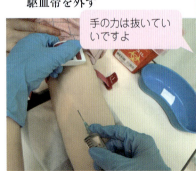

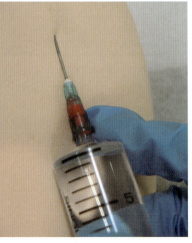

静脈に針が入ると，半透明な針基に血液逆流が見られる。
それを確認して駆血帯を取る。
握ってもらっていた手はゆるめてもらう。

≪看護師の言動の例≫

POINT

12> 薬液注入

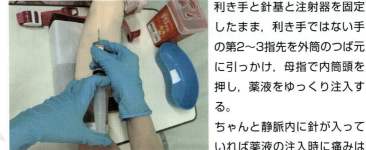

利き手と針基と注射器を固定したまま，利き手ではない手の第2〜3指先を外筒のつば元に引っかけ，母指で内筒頭を押し，薬液をゆっくり注入する。

ちゃんと静脈内に針が入っていれば薬液の注入時に痛みはない。

万一血管外に漏れていれば，薬液の注入時に痛みがあり，皮下腫張が見られる。

液を入れます

13> 消毒綿を当て，針を抜去

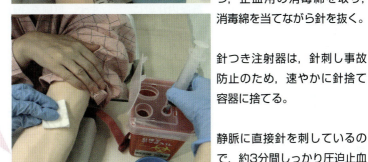

利き手で注射器を固定し針をぐらつかないように注意しつつ，止血用の消毒綿を取り，消毒綿を当てながら針を抜く。

針つき注射器は，針刺し事故防止のため，速やかに針捨て容器に捨てる。

静脈に直接針を刺しているので，約3分間しっかり圧迫止血する。

患者が圧迫できないときは，看護師が圧迫するか，止血バンドを利用する。

テープにかぶれる場合は，止血バンドかガーゼで縛る。

終わりです。
針を抜きます

14> 圧迫止血と止血確認

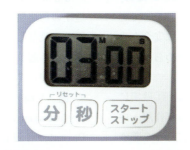

血が止まるまで3分ほど圧迫してください。ご気分は変わりありませんか

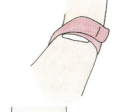

テープを貼っておきます。
30分ほどしたらテープは剥がして結構です

15> 寝衣・寝具・体位を整え，体調・気分の確認

16> 物品の片付けと記録

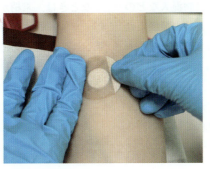

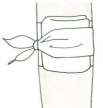

第6章 注射——方法と援助

145

5 点滴静脈内注射 intravenous drip infusion

点滴静脈内注射とは，滅菌された点滴セットなどの注射器具を用いて，無菌の薬液を持続的に滴下しながら静脈内に注射する方法です。

使用する薬液のことを点滴剤または体内に輸送される薬液という意味から輸液剤といいます。

点滴静脈内注射は，①体液バランスの維持，②循環血漿量の補充，③栄養補給，④疾患の治療などのために行われます。

点滴静脈内注射の基礎知識

1. 使用薬液とその吸収時間

使用される薬液と吸収時間は，静脈内注射に準じます。点滴法は持続的に大量に薬液を投与したいときや，短時間で投与すると刺激性，毒性の強い治療薬の投与時などに行われます。

2. 危険性

点滴静脈内注射は，法律並びに行政の解釈上医師の指示があれば看護師が行える業務の範疇であっても，身体へ及ぼす影響が大きいため，原則として医師が行うように内規を設定している施設が多く見られます。患者さんに安全な点滴が行われるよう法律の範囲内で決められた内規は厳守しなければなりません。

点滴静脈内注射の危険性としては，①確実に静脈から直接投与されることによる副作用・中毒・ショックの危険性，②点滴剤に様々な薬液を混合する際生じる配合変化や異物混入などの問題，③点滴の継続による静脈硬結や静脈炎などの問題，④静脈以外には投与できない刺激・毒性の強い薬液が漏れてしまった場合，皮膚・皮下組織・筋肉の障害の危険性，⑤不適切な速度による循環器系への影響などがあります。また，経管栄養食や消毒剤など無菌ではない液体を点滴ルートから誤って注入し患者さんが亡くなるという痛ましい医療事故も実際起こっています。原則を守れば未然に防止できる問題が多いことを心して実施に当らねばなりません。

3. 痛 み

針が血管に入るまで痛みを伴いますが，薬液の注入時には痛みはありません。

ただし，これは体液の一定濃度（浸透圧）と等しい点滴剤（例えば，5％ブドウ糖，0.85〜0.9％生理食塩水）の場合であり，生理的浸透圧の約2倍以上の濃さの薬液を四肢の末梢静脈から投与した場合には血管痛が起こり，静脈炎を引き起こしてしまいます。

したがって，栄養補給の目的で静脈から濃度の濃い高カロリー輸液（Intravenous Hyperalimentation：IVH または Total Parenteral Nutrition：TPN）を投与するようなときは，末梢から投与せず，専用の管（カテーテル）を，心臓の右心房につながる上大静脈（俗名：中心静脈）まで医師が挿入し，点滴を行います。上大静脈が選択される理由は，血管が太く，血流速度も 2〜5 L/分と速いため，高濃度の薬液がすぐに希釈され，血管痛や静脈炎を引き起こしにくいからです。

また，長期間同一部位から点滴を継続して行うときにも静脈炎，血管痛が起こることがありますので，点滴は必要最小限とし，静脈炎を起こした場合は冷湿布するなど症状の緩和，血管の保護に努めます。

血管が見えづらい人の場合は，実施前から四肢を保温し，少しでも血管が拡張して見えやすくなるようにし，何度も針を刺して苦痛を与えることを防ぎます。そして，せっかく入った針がずれて点滴が漏れたりしないように，部位を選択し，針をしっかり固定し，施行中は適宜観察するようにします。

注射部位

1. 末梢部

通常は，前腕肘窩の正中皮静脈に約10〜20°の角度で針を刺しますが，長時間にわたって点滴を行う場合は，患者さんが動きやすいように関節部位を避けて前腕や手背，足背などに刺すことがあります。また，抗がん剤などのように静脈から漏れると問題のある場合も，関節部位を避けて点滴をします。

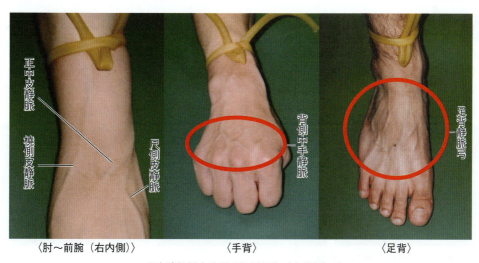

●点滴静脈内注射の注射部位（末梢部）●

2. 上大静脈

高カロリー輸液では，上大静脈（中心静脈）にカテーテル（管）を入れます。

鎖骨下静脈から行う場合はカテーテルを約11〜15cm挿入します。

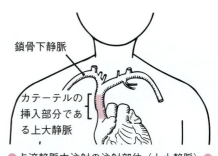

●点滴静脈内注射の注射部位（上大静脈）●

翼状針での点滴の必要物品

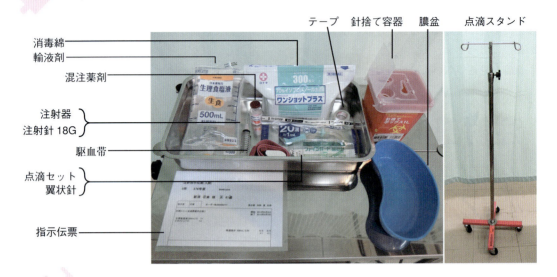

翼状針での点滴の準備

1. 手洗い
2. 指示薬剤を確認し，点滴ボトルの口のシールを取る。指示があれば，混注薬（点滴ボトルに混ぜる薬剤）のキャップをとる，アンプルカットする（ここではバイアル入りの薬剤とする）。

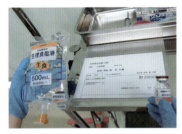
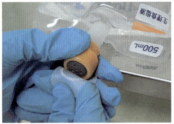
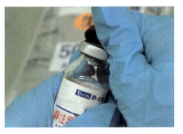

3. 混注薬，バイアルの場合の準備
①注用の注射器・針を準備しボトルの液を溶解液として吸引。　②溶解。　③吸引。　④混注。

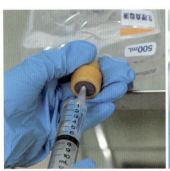
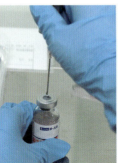
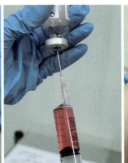
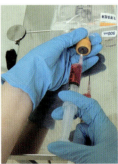

4 点滴セットの準備
※滴下速度の指示を考慮して，成人用セット（1mL = 20滴）にするか小児用セット（1mL = 60滴）にするかを選択する

①点滴セットの開封。　　　　②翼状針の開封。　　　　　③点滴セットと翼状針の接続。

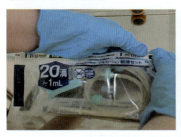 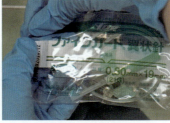 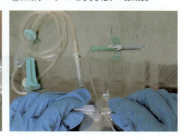

④クレンメを止める。　　　　　　　　　　　　　　　　　⑤ボトルに瓶針を刺す。

5 点滴セット内に液を満たす　　※点滴セット内に薬液を満たすことをプライミング（priming）という

①点滴筒に薬液を溜める。

この①の操作を忘れてクレンメを開放してしまうと，点滴セットのチューブに空気が入ってしまうので気をつける。
点滴筒のすべてを薬液で満たすと，滴下調整ができなくなるので，薬液は点滴筒などの 1/2〜1/3 溜める。

指でつまみ，指を離すと液が溜まる

液を1/2〜1/3溜める

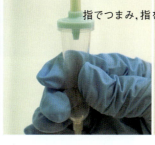 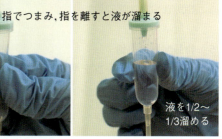

②点滴セットのチューブ内に液を満たす。

翼状針の針先から液が出るので，針先は膿盆に向けておく。　　クレンメを開放してチューブ内に液を満たす。　　チューブ内が液で満たされたらクレンメをクランプする。

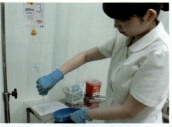 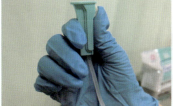 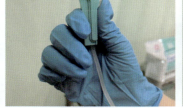

※点滴チューブ内を薬液で満たす理由：点滴セットのチューブ内を薬液で満たすことによって，チューブ内そして，患者の血管内に空気が入ることを防ぎ，患者の空気塞栓を予防できる

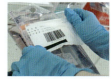

③準備ができたら患者氏名・バーコードなどのシールを貼る（病院による）。

第6章　注射——方法と援助

149

翼状針での点滴の実施

≪看護師の言動の例≫

1. 手洗い
2. 必要物品の準備
3. 患者の確認

指示伝票の患者氏名を確認して，指定の病室，ベッド番号に入室し，患者さんの名乗った氏名やベッドネーム，ネームバンドを指示伝票と照合し，患者本人であることを確認する。

4. 与薬の目的・方法の説明

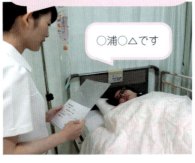

こんにちは。○○です。
お名前をフルネームで言っていただけますか

○浦○△です

POINT

患者さんに注射する前に手を清潔にしておく。

誤薬防止のため事前に5R（p.184参照）を確認する。

○浦○△さんですね。
○○のために点滴をします。
2時間半くらいかかりますが，
お手洗いは大丈夫ですか

5. 物品配置と準備

針刺入後に貼るテープを準備しておく。
手袋を装着する。

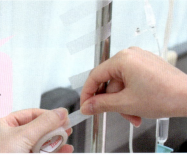

患者さんの健康状態と与薬目的を関連させ理解して点滴注射を行う。

点滴は時間を要すため，必要時事前に排泄を済ませてもらう。

点滴静脈内注射では，テープの固定をしなければならない。テープにかぶれやすい場合は，かぶれにくいテープを選択する。

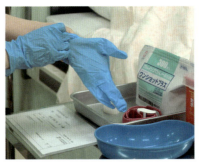

6. 注射部位の露出と体位の調整

7. 駆血と静脈の走行確認

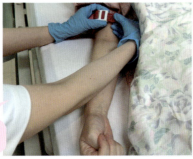

手を縛ります。
血管を確認します

針の刺入部より約7～10cm中枢側を駆血し，怒張した静脈血管の走行を確認する。

血管が十分怒張しない事例の場合，点滴前に温罨法や前腕をお湯につけるなど工夫する。

150

≪看護師の言動の例≫

⑧ 注射部位の消毒

> アルコールやテープにはかぶれませんか…消毒します。少し冷たいです

POINT
アルコールにかぶれる場合は，クロルヘキシジングルコン酸塩などの消毒綿を使用する。
刺入部から外側に向かって消毒する。
消毒が乾いたときに消毒効果が高まるため，消毒が乾いたら針を刺す。

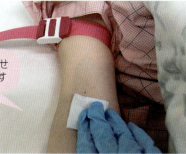

⑨ 翼状針の刺入
　①キャップを取る。

キャップを取り，刃面を上にして持つ。
静脈内に刺入する針はSB（short beveL）。

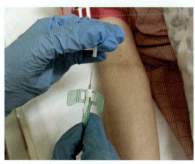

　②針を刺す。

> 針を刺します

翼状針の羽根を利き手の示指と母指でつまみ，約10〜20°の角度で刺す。

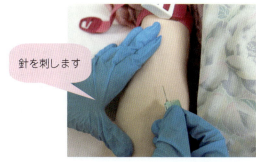

⑩ しびれの確認

> 手先はしびれませんか

前腕への刺入では，手先にかけてのしびれ，電激痛がないかを確認する。
しびれや電激痛の訴えがあれば，針を抜去する。

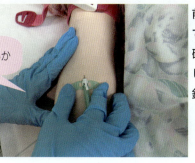

≪看護師の言動の例≫

⑪ 針基からチューブへの血液逆流を確認し,軽くテープ固定

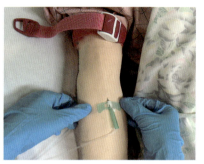

POINT

静脈に針が入ると,半透明な針基からチューブにかけて血液逆流が見られる。
それを確認して駆血帯を取る。

⑫ 駆血帯を外す

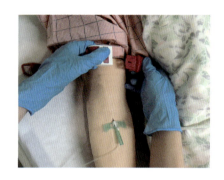

⑬ 滴下すること,漏れていないことを確認

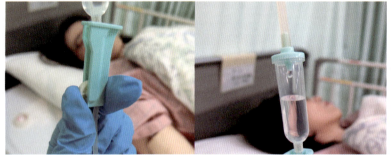

もし,静脈内に針が入っていない場合は,皮下に薬液が漏れて,刺入部が腫張し,患者は疼痛を訴える。
針がちゃんと静脈内に入っていれば,滴下したときに痛みも腫張も見られない。
滴下は速すぎない状態で滴下させておく(テープ固定をしっかりしてから指示の滴下数に調整する)。

⑭ テープ固定

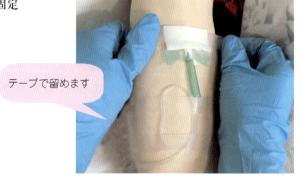

テープで留めます

翼状針のチューブは抜けにくいようにループを作ってテープで固定する。針の刺入部は,消毒綿で覆い,テープで固定する。
少し深めに血管が走行している場合,羽根の下に薄く消毒綿を敷くこともある。

≪看護師の言動の例≫

15 滴下数の調整

> 点滴は○時○分くらいに終わる予定です

16 寝衣・寝具・体位を整え，体調・気分の確認

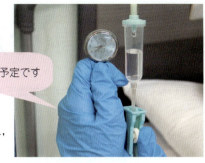

> 時々伺いますが、何かあればナースコールを遠慮なく押してください

17 物品の片付けと記録

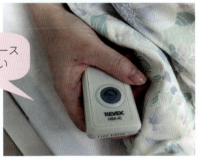

POINT

指示伝票の滴下数/分に調整し，終了予定時間を患者に説明する。

《1分間の滴数計算》

$$\frac{総量 \times 成人用20滴}{指定時間 \times 60分}$$

$$\frac{総量 \times 小児用60滴}{指定時間 \times 60分}$$

《滴数分から所要分数を計算》

$$\frac{総量 \times 成人用20滴}{1分間の滴数}$$

$$\frac{総量 \times 小児用60滴}{1分間の滴数}$$

退室時には，ナースコールを患者さんの手に持たせるか，手の届く位置に置いておく。
定期的に巡視し，点滴の実施状況，患者の一般状態などを観察する。

点滴滴下数・所要時間（分）の計算

(1) 点滴を落とす時間が指示されていないとき、1分間に何滴で滴下するとよいか？

成人の患者さんに点滴静脈注射をするとき、『○時間（分）で落とすこと』という時間の指示がなければ、一般には、成人用（一般用・スタンダード）輸液セットで約60〜80滴/分に調整する。

約60〜80滴/分という速度の場合、1分間に何mL血管内に注入されているかは、成人用輸液セットの点滴口が1mL20滴になるように作られているため、60〜80滴は3〜4mLの注入量ということになり、その投与量は循環器系への負担が少ない量とされる。

ただし、注射の目的、注射薬の濃度、量、患者の条件などによって、滴下速度は調整する必要があり、いつも約60〜80滴/分に調整すればよいというわけではない。（p.193〜194参照）

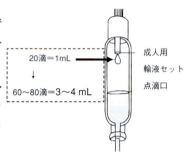

(2) 1分間の滴数を調整した後、点滴に何分かかるかを計算したいとき

例題：500mLの点滴を1分間に60滴で滴下するよう調整したとき、点滴は何分で終了するか？

◆成人用輸液セット使用時は？

$$\frac{成人用輸液セット点滴口滴数規格 \times 総輸液量}{調整した1分間の滴数} = 点滴所要分数$$

$$\frac{20 \times 500}{60 滴/分} 滴 = 166.6\cdots 分$$

◆小児用輸液セット使用時は？

$$\frac{小児用輸液セット点滴口滴数規格 \times 総輸液量}{調整した1分間の滴数} = 点滴所要分数$$

$$\frac{60 \times 500}{60 滴/分} 滴 = 500 分$$

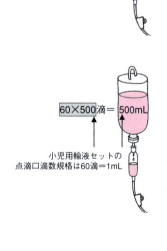

(3) 点滴を落とす時間が指示されているとき，1分間に何滴で滴下するとよいか？

例題1．500mLの点滴を，4時間で落とす指示のとき，1分間に何滴で滴下するとよいか？

◆成人用輸液セット使用時は？

$$\frac{成人用輸液セット点滴口滴数規格 \times 総輸液量}{指示された時間（分）} = ○滴数/分$$

$$\frac{\overline{20 \times 500}\ 滴}{4時間 \times \underset{3}{\cancel{60}}分} = 41.6‥滴/分$$

◆小児用輸液セット使用時は？

$$\frac{小児用輸液セット点滴口滴数規格 \times 総輸液量}{指示された時間（分）} = ○滴数/分$$

$$\frac{\overline{60 \times 500}\ 滴}{4時間 \times \cancel{60}分} = 125滴/分$$

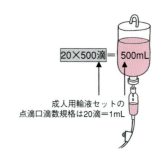

成人用輸液セットの
点滴口滴数規格は20滴＝1mL

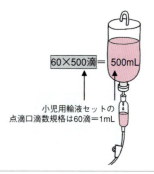

小児用輸液セットの
点滴口滴数規格は60滴＝1mL

例題2．100mLの点滴を1時間で落とす指示のとき，1分間に何滴で滴下するとよいか？

◆成人用輸液セット使用時は？

$$\frac{成人用輸液セット \times 点滴口滴数規格 総輸液量}{指示された時間（分）} = ○滴/分$$

$$\frac{\overline{20 \times 100}\ 滴}{\underset{3}{\cancel{60}}分} = 33.3滴/分$$

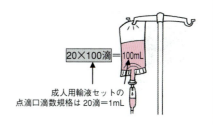

成人用輸液セットの
点滴口滴数規格は 20滴＝1mL

◆小児用輸液セット使用時は？

$$\frac{小児用輸液セット点滴口滴数規格 \times 総輸液量}{指示された時間（分）} = ○滴/分$$

$$\frac{\overline{60 \times 100}\ 滴}{\cancel{60}分} = 100滴/分$$

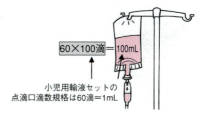

小児用輸液セットの
点滴口滴数規格は60滴＝1mL

（4）持続点滴の滴下予定表

滴下数／分の調整に慣れるまでは，予定表を作成して管理するとよいでしょう。

持続点滴滴下予定表の例

指示量	時刻	注入量	残量	滴下数
1本目 900mL	6：00	0mL	900mL	小児用なら
	7：00	75	825	75滴/分
	8：00	150	750	
	9：00	225	675	成人用なら 25滴/分
	10：00	300	600	
	11：00	375	525	
	12：00	450	450	

2本目 900mL	18：00	0mL	900mL	
	19：00	75	825	
	20：00	150	750	
	21：00	225	675	
	22：00	300	600	

持続点滴滴下予定表

指示量	時刻	注入量	残量	滴下数
				小児用なら 　滴/分
				成人用なら 　滴/分

点滴滴下不良・点滴部位の疼痛の原因と対策

点滴・患者の状態	原　因	対　策
1.点滴滴下不良	1）針先の静脈壁への接触	①針の角度・刺入の長さ，テープ固定の仕方を変えてみる
	2）点滴セットのクレンメを停止	②クレンメを開けて調整する
	3）三方活栓の操作ミス	③三方活栓を操作し直す
	4）輸液セットの屈曲・圧迫	④輸液セットの屈曲・圧迫を直す
	5）針内の凝血塊による閉塞	⑤新しい針に刺しかえる
	6）フィルターの目詰まり	⑥フィルターを交換する。フィルターを通りにくい薬剤はフィルターを通さない
	7）ソフトバッグではない点滴ボトルに空気針が刺さっていないか通気孔なの点滴セットを使用	⑦ソフトバッグではないボトルに空気針を刺すか，または通気孔つき点滴セットを使用
2.点滴部位の疼痛・腫脹， 点滴滴下不良， 血液の逆流なし	点滴漏れ （静脈内に入っているはずの針が静脈内に入っていない）	①点滴部位の変更 ②皮下に漏れても問題の少ない薬剤で，静脈の炎症所見（発赤・腫脹・疼痛・熱感）がひどくなければ，温湿布を行い，薬液の血管内への吸収を促す ※抗がん剤の漏れについてはp.205～207参照
3.静脈走行部位の発赤・疼痛	静脈炎	静脈の炎症がある場合は，針の刺入部位から発赤部位にかけて冷湿布（ホウ酸水やアクリノール液を使用した薬液冷湿布）

156

点滴の更新

[1] 患者確認と説明
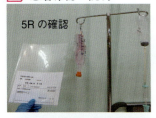
5Rの確認

[2] 更新点滴口の消毒
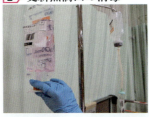

[3] 終了点滴の瓶針を取る
点滴筒の薬液がチューブ内に落ちてしまいそうなら一旦クレンメを止める
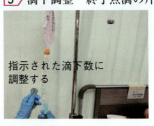

[4] 更新する点滴に瓶針刺入
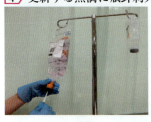

[5] 滴下調整　終了点滴の片付け
指示された滴下数に調整する

■点滴更新時に，万一点滴筒内の液が管内にすべて落ち空気が混入したらどうしますか？

①針と注射器を準備し，点滴ボトルから液を注射器で吸引する。点滴ルートの三方活栓に針を外した注射器を接続し，液を点滴筒側へ向けて注入する

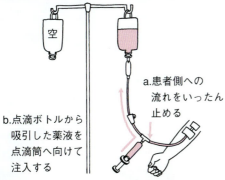

a. 患者側への流れをいったん止める
b. 点滴ボトルから吸引した薬液を点滴筒へ向けて注入する

②一旦クランプし，更新した点滴液を点滴筒内に溜め，三方活栓に注射器を接続した後，クランプを開放して注射器で空気を吸引する。

③点滴ボトルを患者の心臓よりも下げて管内に血液を逆流させ点滴筒に液を戻す

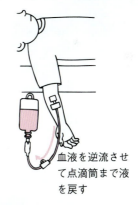

血液を逆流させて点滴筒まで液を戻す

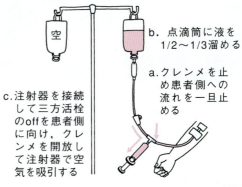

b. 点滴筒に液を1/2〜1/3溜める
a. クレンメを止め患者側への流れを一旦止める
c. 注射器を接続して三方活栓のoffを患者側に向け，クレンメを開放して注射器で空気を吸引する

翼状針での点滴の終了

1. クレンメを止め，テープを取る

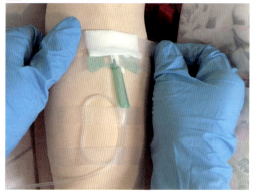

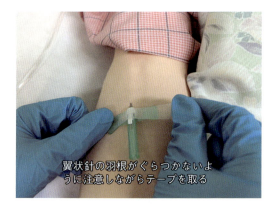
翼状針の羽根がぐらつかないように注意しながらテープを取る

2. 抜針

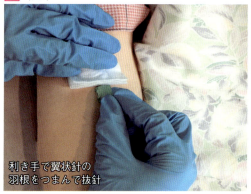
利き手で翼状針の羽根をつまんで抜針

3. 圧迫止血

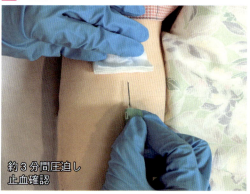
約3分間圧迫し止血確認

4. 誤刺防止機能で針収納

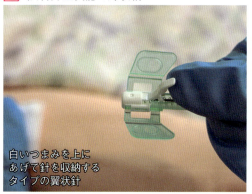
白いつまみを上にあげて針を収納するタイプの翼状針

5. 消毒綿を当てテープ貼付

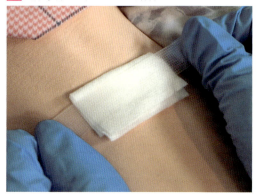

静脈留置針での点滴の必要物品

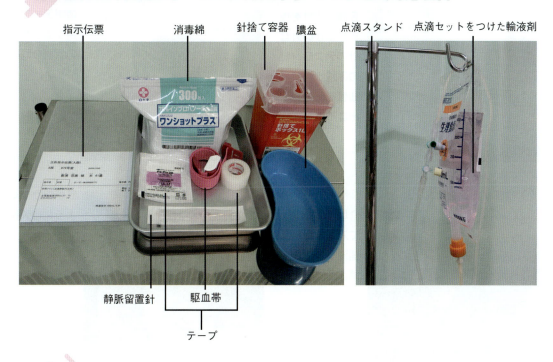

静脈留置針での点滴の実施

1> 患者確認と説明

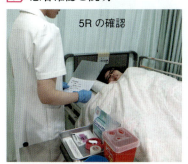

2> 駆血と静脈の走行確認

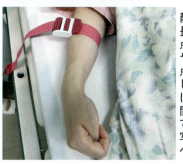

3> 消毒

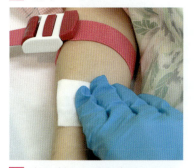

4> 針の刺入と逆血確認

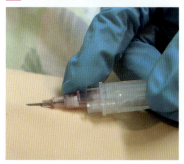

POINT
静脈留置針は，長時間継続して点滴したいときや抗がん剤など点滴漏れを起こしたくない場合に選択される。関節部位を避けて刺入。写真は橈骨静脈への刺入。

5> 内針抜針，駆血帯の除去

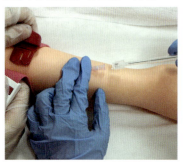

POINT
金属の内針を抜き軟らかい外套針のテフロン針のみ残す。
血管を圧迫して出血防止。

7> 刺入部テープ固定

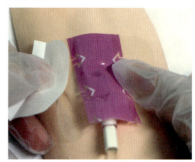

POINT
透明テープを使用すると刺入部の状態を観察しやすい。

6> 輸液ラインを接続

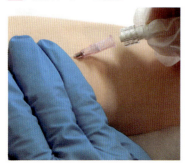

介助者は速やかに液を満たした輸液ラインを接続。

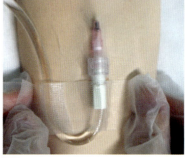

針が抜けにくいようにU字固定するとよい。

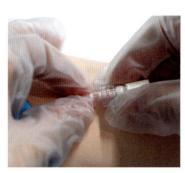

しっかり接続する。

8> 滴下調整

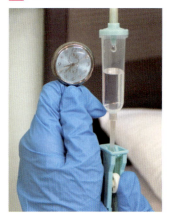

管 注

　管注とは，点滴セットの途中についている三方活栓の混注口や閉鎖式注入ポートなどからから注射器に入った薬液を注射することをいいます。

1 患者確認と説明

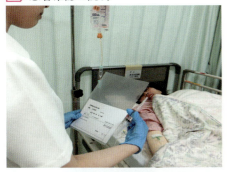

2 点滴ルートの確認

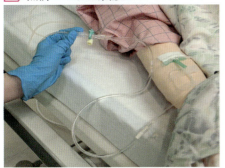

3 三方活栓の確認

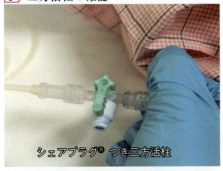

シェアプラグ® つき三方活栓

4 三方活栓の混注口の消毒

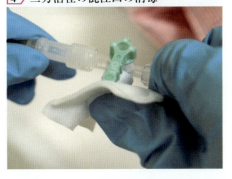

5 管注のための注射器接続

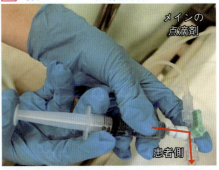

6 管注の薬液が流れる位置に三方活栓のコックを動かし，薬液注入

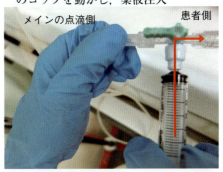

7 管注の薬液注入後，三方活栓を動かし，メインの点滴の滴下を確認

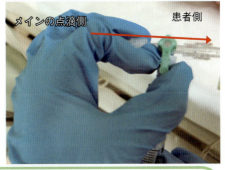

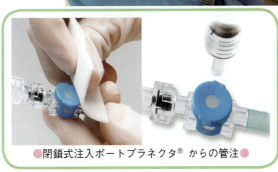

●閉鎖式注入ポートプラネクタ® からの管注●

側注

　側注とは，点滴セットの途中についている三方活栓の混注口や閉鎖式注入ポートなどからメインの点滴以外の別の点滴を注射することをいいます。メインの点滴と側注点滴を同時に滴下させる場合もあります。

1> 患者確認と説明

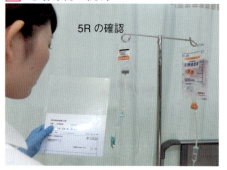

2> 消毒した混注口に側注の点滴セットを接続

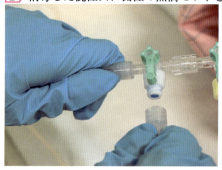

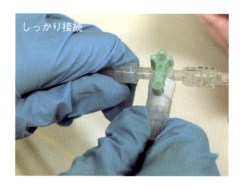

3> ［例1］側注のみの薬液が流れる三方活栓のコック位置

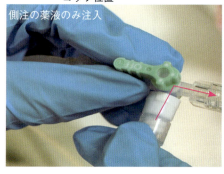

［例2］メイン点滴と側注点滴両方が流れる三方活栓のコック位置

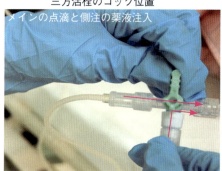

4> 滴下数の調整

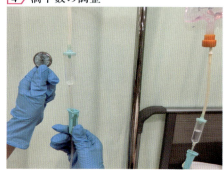

輸液ポンプによる点滴静脈内注射

1. 手指衛生
2. 必要物品の準備

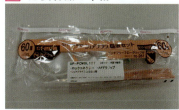
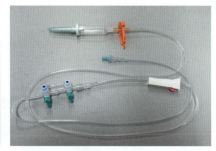

> **POINT** 指示伝票で5Rを確認しながら物品を準備

> **POINT** 点滴セットはポンプ専用・適用可能のものを準備

> **POINT** ライン接続部は，ロック式のものが推奨される

3. 点滴スタンドに輸液ポンプを設置
   電源を接続し，ランプなどの点灯・チェック機能の作動状態などを確認する。

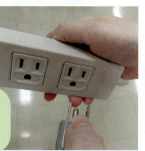
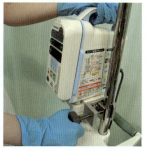

> **POINT** 輸液ポンプは，2kgくらいの重さがあるため，取りつけ位置に注意し，点滴スタンドの足元が安定したものを用いる

4. 薬液の準備
   輸液ポンプ専用セット内の先端まで薬液で満たす（プライミング）。

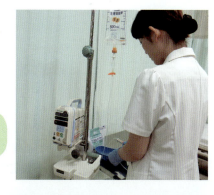

> **POINT** 患者さんへの注入ルートに空気が入らないようにする

5. 輸液セットを輸液ポンプにセットする
   輸液ポンプセットのクレンメは，ポンプの下に位置させる。
   気泡・閉塞検出部・チューブ押圧部などチューブ装着の溝に確実にチューブを押し込み，ドアを閉める。

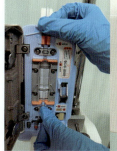
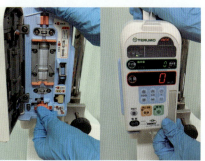

6▷ 患者さんの確認・説明と同意

POINT
誤作動防止による患者影響を考慮し電磁波を発生する電気メスや除細動器などの機器は，できるだけ離れた位置で使用し，別系統の電源を使用する。
また，放射線機器，MRI 管理区域，高圧酸素療法装置内にも，誤作動・破損・劣化・爆発の誘因となるため持ち込まない

POINT
指示伝票で 5R を確認し説明

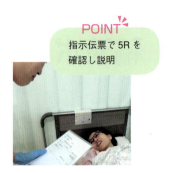

7▷ 患者のもとで電源コードをコンセントに差し込む
充電約 12 時間以上のとき，内臓バッテリーで約 3 時間以上駆動するが，ベッドサイドでは電源を接続して使用する。

8▷ 接続部（写真はシュアプラグ®）を消毒し，点滴ラインを接続する

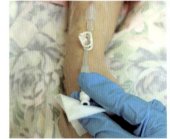 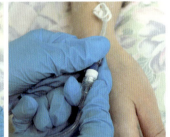

9▷ クレンメは全開にする

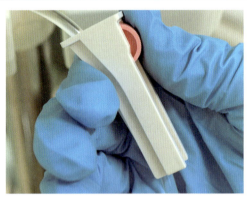

10▷ 指示量の確認とラインの接続がしっかりしていることの確認
指示伝票の予定量，時間流量を正確に設定する。
流量／時間の設定は 0.1mL から設定できる。

POINT
予定量，流量／時間の桁や数を間違えないよう十分注意して設定する

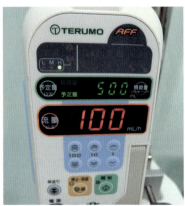

11 開始ボタンを押し投与開始

POINT
開始時と点滴中適宜，設定流量／時間，滴下状態，残量と積算量，ルート，刺入部位などを確認する

POINT
閉塞などでルート内の内圧上昇が考えられるときは，下流をクランプして高まったルートの内圧を減じ，一時的過大注入（ボーラス注入）を防ぐ

POINT
チューブの変形を最小限にするためにポンプ装着部のチューブを24時間ごとに約15cmずらすか新しいセットに交換する

POINT
輸液セットを外すときは，必ずルートをクランプ（閉じる）後，ポンプのドアを開ける。クランプしないでドアを開けると，フリーフローによる過大注入となる

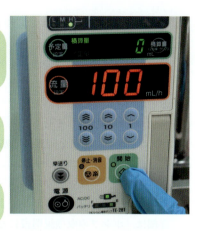

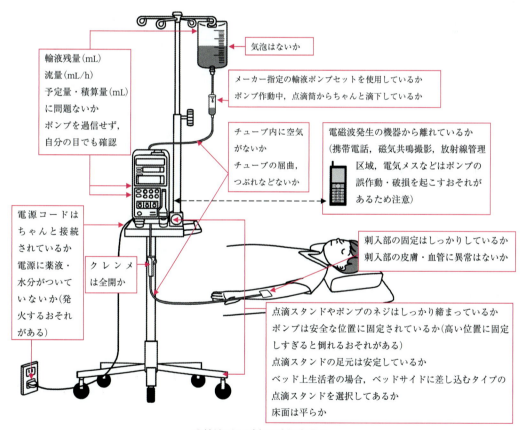

●輸液ポンプ中の確認事項●

■■輸液ポンプ用輸液セットのクレンメ位置

輸液ポンプに使用する輸液セットのクレンメ位置は，下記の表に示したようにポンプの上下どちらにつけても一長一短がありますが，実際には，輸液ポンプの閉塞感知機能が，ポンプよりも上流側にあるのか，下流側にあるのか，どちら側にもあるのかを確認して，輸液セットのローラークレンメ位置を決めなければなりません。

例えば，ポンプより上流側の閉塞感知機能がなく，下流側を感知するようになっている機種の場合，もし，輸液セットのローラークレンメをポンプより上流側に配置しクレンメを開け忘れた場合は，薬液が投与されていないことが検知されません。したがって，このタイプのポンプの場合は，輸液セットのローラークレンメを，ポンプよりも下側に配置しなければなりません。

詳細は，ポンプの取扱説明書に記載されていますので，熟読し安全に留意して使用します。

	輸液ポンプの上にセットした場合		輸液ポンプの下にセットした場合
△	①輸液ポンプが気泡発生を検知したとき，気泡を輸液ボトル側に逃がしにくい。	○	①輸液ポンプが気泡発生を検知したとき，気泡を輸液ボトル側に逃がしやすい。
○	②右記のおそれがない。	△	②輸液ポンプのトラブルで一旦クレンメを止めたとき，輸液ポンプから押し出された薬液がクレンメ位置までのラインに蓄積されると，その後クレンメを開放した途端に，指示量を超えた薬液が注入されてしまうおそれがある。微量で作用の大きな薬剤を投与しているときは注意しなければ危険。
○	③クレンメを止めたいとき，点滴筒からクレンメ位置が近く，すぐ操作しやすい。	△	③すぐにクレンメを止めたいとき，点滴筒からクレンメ位置が離れすぎており布団の中に隠れてしまっていると，クレンメ探しやその操作に時間を要するおそれがある。

166

シリンジポンプによる静脈内注射

薬液を入れたシリンジ（注射器）に延長チューブを接続して，シリンジをシリンジポンプにセットし，静脈内注射ルートにつなぎ，持続的に微量の薬液を注入する方法について説明します。

1> 手指衛生

2> 必要物品の準備

> **POINT** 指示伝票で 5R を確認しながら物品を準備する
>
> **POINT** シリンジはポンプ指定のものを使用する
>
> **POINT** ライン接続部は，ロック式のものが推奨される

3> シリンジポンプの作動確認

電源を接続し，ランプなどの点灯・チェック機能の作動状態などを確認する。
ポンプは，2kg くらいの重さがあるため，取りつけ位置に注意し，点滴スタンドの足元が安定したものを用いる。

4> 薬液の準備

注射器内に接続した延長チューブの先端まで薬液で満たす。

5> シリンジをポンプにセッティングする

①つばもと(フランジ)をスリットに挿入し，内筒頭をスライダーのフックで保持する。

つばもと（フランジ）を**スリット**に挿入するとつばもとが固定される

内筒頭を**スライダーのフック**に固定する（スライダーがスライドして内筒を押してくれる）

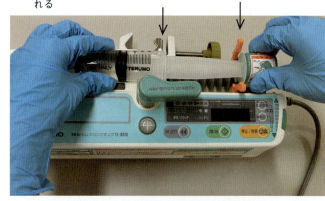

②クランプで外筒を固定する。

クランプで外筒を固定

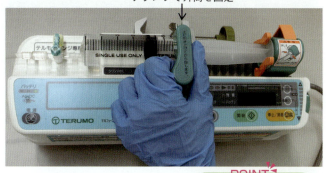

> **POINT** シリンジの目盛が見えるようにセットする

167

③シリンジのサイズ表示が正しいことを確認する。

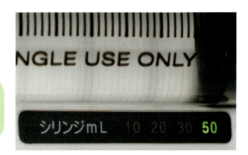

POINT
適用シリンジを使用し，表示されているシリンジサイズと合っていることを確認

8 患者さんの確認・説明と同意

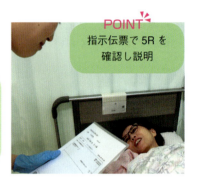

POINT
指示伝票で5Rを確認し説明

POINT
誤作動防止による患者影響を考慮し電磁波を発生する携帯電話，電気メスや除細動器などの機器は，できるだけ離れた位置で使用し，別系統の電源を使用する。電気メス使用時は，約25 cm以上離す。また，放射線機器，MRI管理区域，高圧酸素療法装置内にも，誤作動・破損・劣化・爆発の誘因となるため持ち込まない

9 点滴スタンドにシリンジポンプを固定し，電源コードをコンセントに差し込む

充電約15時間以上のとき，内蔵バッテリーで約3時間以上駆動するが，ベッドサイドでは電源を接続して使用する。

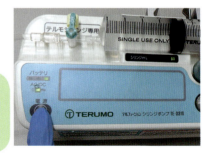

POINT
水平で安定した場所にポンプを設置正確量を注入するためポンプと患者の落差は小さくする

POINT
輸液ポンプは，2kgくらいの重さがあるため，取りつけ位置に注意し，点滴スタンドの足元が安定したものを用いる

⑩ 接続部（写真は，輸液ポンプ専用セットルートのシュアプラグ®）を消毒し，接続する。
三方活栓がついている場合，接続後，ポンプの液が流れる方向に活栓を回転させる。

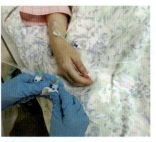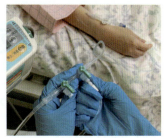

POINT
患者さんへの注入ルートに接続する前に，シリンジに接続してある延長チューブの先端まで薬液で満たされていること（空気が入っていないこと）を確認しておく

POINT
シリンジポンプは重力式輸液と並行して使用しない。理由：重力式輸液ライン（ポンプを使用しない輸液）との接合部より先下流で閉塞が起きたときに，接合部から患者側ではなく，輸液ボトル側に液が流れていくので，閉塞警報が動作しないから

⑪ 指示流量を設定し開始ボタンを押し投与開始
指示伝票の流量を厳守する
時間当たりの流量（mL/時間）の設定は 0.1mL から設定できる。

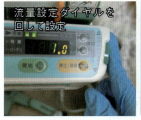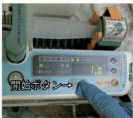

POINT
シリンジポンプは一般的に微量で薬効のある薬剤を使用するため流量/時間の桁を間違えないよう十分注意する

POINT
閉塞などでルート内の内圧上昇が考えられるときは，下流をクランプして高まったルートの内圧を減じ，一時的過大注入（ボーラス注入）を防ぐ

その他輸液剤の投与方法

輸液剤の投与方法には，下記のような方法もあります。

1) Piggyback

Piggyback とは，英語で「おんぶすること，背に乗せて運ぶこと」という意味です。

点滴セットの三方活栓やト管混注口（Y字管）やゴム管から別の溶液を点滴注入する方法をいいます。

2) Tandem 法

二人乗りの自転車を Tandem 式というように，縦並びに2つの席などが並んでいる状態や連絡し合って作用する状態を，英語で Tandem といいます。

点滴でも，連結管で2種類以上の輸液剤を並列につなぎ混合輸注する方法を Tandem と呼びます。

ガラスボトルや硬質プラスチックボトルの場合はこの方法をとることができます。ソフトバッグでは応用できません。

3) 定量輸液セットを使用した輸液

厳密に輸液量，注入量をチェックしたいときなどに，目盛つき定量筒のついた定量輸液セットを用いることがあります。

滴下部分は，微量用（小児用，マイクロドリップ用）と同じで60滴が1mLになるように作られています。

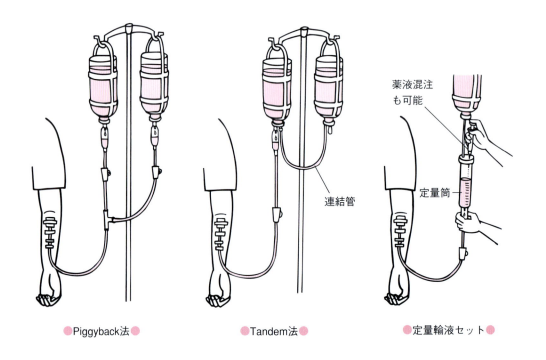

●Piggyback法●　　●Tandem法●　　●定量輸液セット●

左利きの看護師の注射手技

皮内注射	皮下注射	筋肉注射	静脈内注射
①消毒	①消毒	①消毒	①駆血・血管確認後，消毒

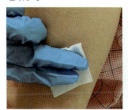 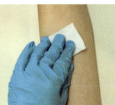 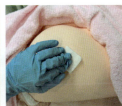 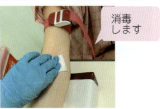

消毒します

②針の刺入 0° ②針の刺入 10〜30° ②針の刺入 45〜90° ②針の刺入 10〜20°

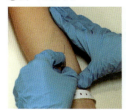 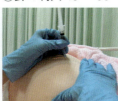 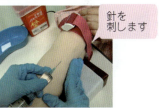

針を刺します

③しびれなしの確認 ③しびれなしの確認 ③しびれなし確認と血液逆流ありを確認

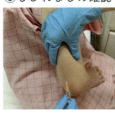 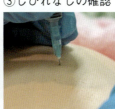 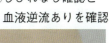

手先，または足先がしびれませんか

④血液逆流なしを確認 ④血液逆流なしを確認

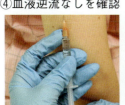 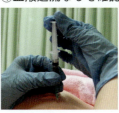 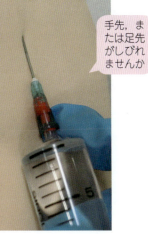

第6章 注射——方法と援助

皮内注射	皮下注射	筋肉注射	静脈内注射
③薬液注入	⑤薬液注入	⑤薬液注入	④駆血帯除去し薬液注入

液を
入れます

④抜針	⑥抜針	⑥抜針	⑤抜針

針を
抜きます

⑤マッサージしない	⑦マッサージ しないこともある	⑦マッサージする	⑥マッサージしない 圧迫止血する

マッサージします

3分押さえてください

軽く抑えるだけにしてください

第7章

注射と安全

1 注射と法律

看護師が行える注射の範囲

1. 注射の保助看法における位置づけ

　看護師の業務は，保健師助産師看護師法（以下「保助看法」とする）の第1章第5条に規定されています。それによると，「『看護師』とは，厚生労働大臣の免許を受けて，傷病者若しくはじょく婦に対する療養上の世話又は診療の補助を行うことを業とする者をいう」と定義されています。

　注射は，その看護師の業務の"診療の補助"行為の一つとして位置づけられています。

2. 看護師が行える注射の範囲〜医師法と保助看法の制約から

　では，看護師が独自の判断で注射をしていいのでしょうか。そうではありません。

　それはなぜかというと，医師法の第17条に，「医師でなければ，医業をなしてはならない」という規定があり，保助看法の第37条には，医療行為の禁止について述べてあるからです。第37条には，「保健師，助産師，看護師又は准看護師は，主治の医師又は歯科医師の指示があった場合を除くほか，診療機械を使用し，医薬品を授与し，医薬品について指示をしその他医師又は歯科医師が行うのでなければ衛生上危害を生ずるおそれのある行為をしてはならない。ただし，臨時応急の手当をし，又は助産師がへその緒を切り，浣腸を施しその他助産師の業務に当然に附随する行為をする場合は，この限りでない」とあります。つまり医師の指示があるならば，診療機械を使用し，医薬品を授与し，または医薬品についての指示をなし，衛生上危

害を生ずるおそれのある行為を行うことができる，と解釈されるわけです。

　したがって，看護師が診療の補助業務の一つである注射を行う場合は，医師の指示があればできるという解釈になりますが，過去の判例（判例とは裁判判決の先例のことです），注射技術の難易度などによって，医師の指示によって看護師が行える注射の範囲は，長年皮内・皮下・筋肉・静脈内注射（点滴静脈内注射含む）に限られていると考えられてきました。

　しかし，2025年に団塊の世代が75歳以上となり，少子高齢化・多死社会が益々進展することで，今後の医療，特に在宅医療などの場において，医師または歯科医師の判断を待たずに，医師・歯科医師があらかじめ作成した手順書によって，一定の診療の補助を行う看護師の計画的育成と確保が必要と判断されるようになりました。それは，今後の急性期医療から在宅医療などを支えていくために重要と考えられたのです。そこで，「地域における医療及び介護の総合的な確保を推進するための関係法律の整備等に関する法律（2014・平成26年法律第83号）」により，保助看法（1948・昭和23年法律第203号）の一部が改正され，2014（平成26）年「特定行為に係る看護師の研修制度」が創設され，2015（平成27）年10月1日，「特定行為を手順書により行う看護師は，指定研修機関において，当該特定行為の特定行為区分に係る特定行為研修を受けなければならない」となり，21区分38の特定行為も看護師の診療の補助であると位置づけられるように看護師の診療の補助の範囲が拡大して解釈されるようになっています。

特定行為区分の名称	特定行為
呼吸器（気道確保に係るもの）関連	経口用気管チューブまたは経鼻用気管チューブの位置の調整
呼吸器（人工呼吸療法に係るもの）関連	侵襲的陽圧換気の設定の変更
	非侵襲的陽圧換気の設定の変更
	人工呼吸管理がなされている者に対する鎮静薬の投与量の調整
	人工呼吸器からの離脱
呼吸器（長期呼吸療法に係るもの）関連	気管カニューレの交換
循環器関連	一時的ペースメーカの操作および管理
	一時的ペースメーカリードの抜去
	経皮的心肺補助装置の操作および管理
	大動脈内バルーンパンピングからの離脱を行うときの補助の頻度の調整
心嚢ドレーン管理関連	心嚢ドレーンの抜去
胸腔ドレーン管理関連	低圧胸腔内持続吸引器の吸引圧の設定およびその変更
	胸腔ドレーンの抜去
腹腔ドレーン管理関連	腹腔ドレーンの抜去（腹腔内に留置された穿刺針の抜針を含む。）
ろう孔管理関連	胃ろうカテーテルもしくは腸ろうカテーテルまたは胃ろうボタンの交換
	膀胱ろうカテーテルの交換
栄養に係るカテーテル管理（中心静脈カテーテル管理）関連	中心静脈カテーテルの抜去
栄養に係るカテーテル管理（末梢留置型中心静脈注射用カテーテル管理）関連	末梢留置型中心静脈注射用カテーテルの挿入
創傷管理関連	褥瘡または慢性創傷の治療における血流のない壊死組織の除去
	創傷に対する陰圧閉鎖療法
創部ドレーン管理関連	創部ドレーンの抜去
動脈血液ガス分析関連	直接動脈穿刺法による採血
	橈骨動脈ラインの確保
透析管理関連	急性血液浄化療法における血液透析器または血液透析濾過器の操作および管理
栄養および水分管理に係る薬剤投与関連	持続点滴中の高カロリー輸液の投与量の調整
	脱水症状に対する輸液による補正
感染に係る薬剤投与関連	感染徴候がある者に対する薬剤の臨時の投与
血糖コントロールに係る薬剤投与関連	インスリンの投与量の調整
術後疼痛管理関連	硬膜外カテーテルによる鎮痛剤の投与および投与量の調整
循環動態に係る薬剤投与関連	持続点滴中のカテコラミンの投与量の調整
	持続点滴中のナトリウム，カリウムまたはクロールの投与量の調整
	持続点滴中の降圧剤の投与量の調整
	持続点滴中の糖質輸液または電解質輸液の投与量の調整
	持続点滴中の利尿剤の投与量の調整
精神および神経症状に係る薬剤投与関連	抗けいれん剤の臨時の投与
	抗精神病薬の臨時の投与
	抗不安薬の臨時の投与
皮膚損傷に係る薬剤投与関連	抗がん剤その他の薬剤が血管外に漏出したときのステロイド薬の局所注射および投与量の調整

●特定行為 21 区分と 38 行為●

3. 静脈内注射に関する厚生労働省と裁判所の見解相違の歴史

静脈内注射については，看護師の業務範囲を超える行為であるか否かの論争がこれまで行われてきました。

それは，1951（昭和26）年8月の国立鯖江病院で起きた事故が契機となっています。その事故では，准看護婦がブドウ糖と誤認してヌペルカインを静脈内注射し，患者を中毒死させています。

その当時（1951・昭和26年9月）の厚生省（現：厚生労働省）の見解は，「（略）照会のあった静脈注射は，薬剤の血管内注入による身体に及ぼす影響の甚大なること及び技術的に困難であること等の理由により医師又は歯科医師が自ら行うべきもので法第5条に規定する看護婦の業務の範囲をこえるものであると解する。したがって静脈注射は法第37条の適応の範囲外の事項である」というものでした。

しかし，一方，1953（昭和28）年12月の最高裁判所の見解を見ると，「（略）看護婦学校における教育の過程には，静脈注射は医師が自ら行うべきものであり看護婦はこれを補助するにとどまるべきものとの考の下に，その技術上の実習指導は行っていないことが認められるから，右教育の方針は，静脈注射をもって医師の備える医学的知識と技術によるのでなければ患者の身体に危害を及ぼすおそれのある行為と認める観念に立脚していることは明らかである。しかし，看護婦は保助看法第5条，第6条，第37条の各規定に徹すれば主治医師の指示する範囲において其の診療の補助として，傷病者に対し，診療機器を使用し，医薬品を授与し，又は医薬品について指示をなし及びその他医師が行うことのできる行為をすることが許されていると解するべきであるから，看護婦が医師の指示により静脈注射をなすことは，当然その業務上の行為であるといわなければならない（略）」と述べられています。

厚生省（現：厚生労働省）の行政解釈では，"静脈内注射を看護師が行ってはならない"とし，一方，最高裁の司法解釈では，"医師の指示があれば静脈内注射を看護師が行える"と解釈してきたわけです。

基本的に行政解釈と司法解釈が異なる場合，司法解釈が優先され，前後の時期で解釈が違えば後の時期の解釈が優先されますので，1953（昭和28）年以降，前記した最高裁の解釈が優先され，「静脈注射は，医行為であり本来医師が行うべきものであるが，看護師が医師の指示に基づいて行う限り違法行為ではない」という見解にたった判決がなされてきました。そのように裁判上医師の指示があれば看護師は静脈内注射をできると解釈されても，静脈内注射の身体に及ぼす影響は甚大であるだけに，静脈内注射・輸血は医師が行うという慣行・内規を法律の範囲内で決めている施設も少なくありませんでした。

4. 静脈内注射に関する厚生労働省の行政解釈の変更

厚生労働省は，2002（平成14）年5月に「新たな看護のあり方に関する検討会」を設置し，医療技術の進歩に伴う看護業務の見直しなどを行いました。そして，同年9月厚生労働省医政局長通知で「医師又は歯科医師の指示の下に保健師，助産師，看護師及び准看護師が行う静脈注射の実施」は，「業務の範囲を超えるもの」から「保健師助産師看護師法第5条に規定する診療の補助行為の範疇として取り扱うもの」へと行政解釈を変更し，1951（昭和26）年の厚生省医務局長通知を廃止しました。

ただし，薬剤の血管内注入による身体への影響が大きいことには変わりがないため，厚生労働省医政局は，医療機関における看護師への研修，看護師の能力を踏まえた業務分担，看護師等養成所における教育の見直しの周知について各都道府県知事宛に通知を出しています。

これを受けて，日本看護協会も「静脈注射の実施に関する指針」を提示しています。

看護学生の場合

1. 看護学生が注射を行うことについて

では，看護学生が注射を行うことについてはどうなのでしょうか。1996（平成8）年公布・1997（平成9）年施行の第3次看護基礎教育カリキュラム改正あたりから，特に有資格者ではない看護学生が臨地実習中に注射を行うことは少なくなりました。

医師の場合は，かつてインターン制度があった1968（昭和43）年頃までは，医師監督のもとに国家試験合格前のインターン生が注射をしてもよいとされていましたが，インターン制度が廃止されてから，医師の資格がないと医療行為をしてはならないという方向へ向かってきています。

無資格者の医療ミスの例としては，1953（昭和28）年の最高裁判所の判例があります。それは，インターン生が父親開業の医院で，父親が留守の間に幼児2名を診療し，そのうち1名を死亡させ，1名を重態に陥らせたというものです。当時，インターン生は実地修練という形式で，大学の付属病院または厚生大臣指定の病院において，指導・監督を受けながら診療行為に関与できるとなっていました。そのインターン生は，最高裁で「医学部は卒業しているが，国家試験を受ける前段階であり，父親開業の医院で父親が留守の間に，医師の指導・監督なしに医療行為を行ったことは，安全・秩序の維持にとって障害なり危険がある」と判断され，有罪になっています。

もし看護学生が臨地実習で注射を実施するとし

たら，まず行う病院と学校の慣行・内規の範囲を超えてはいけません。そして，病院と学校の責任者がその体制を承諾し，医療ミス防止のためのシステムが組織的にも整えられていることが大切です。その上で医師の指示・許可に基づき，適法に看護師の業（業務）を行うことのできる人，つまり看護師免許を有している看護師，看護教員がその責任において指導・監督をし，自分の手足として万全の策をとり，ミスの起こらないような状況で，学生に注射を実施させることになります。行う学生も安全に行えるだけの知識・技術・態度をもって臨むということは言うまでもありません。そして，もちろん注射を受ける患者さん（必要時家族）の同意が何より得られていなければなりません。

2. 万一注射による医療ミスを起こしたら

万一，学生が実習場で注射による医療ミスを起こした場合は，刑事責任に問われるのは当事者である学生自身ですが，同時に指導・監督する立場の看護師・看護教員も責任を問われます。また，民事責任の場合には，使用者責任となって，学生の所属している組織の長が責任を問われることになります。ともかく，法的に誰が責任を負うかだけでなく，看護師も看護学生も倫理的に責任をもつ必要があります。学生は，いくら看護師・看護教員の指示・監督のもとに実習しているとはいえ，そこには学生自身の判断も関わっているのですから。

患者が行う自己注射

日本では1972（昭和47）年に日本糖尿病協会がインスリン自己注射の保険給付要望書を提出し，1981（昭和56）年から健康保険の医療給付対象となっています。つまり，患者さんにはインスリン製剤や使い捨て注射器が保険給付され，病院には自己注射指導料が診療報酬として

支払われるようになりました。

このようにインスリンについては，在宅での自己注射が認められていますので，適応となった患者さんに対して，安全な自己注射の実施と自己管理のための指導・支援を入院中・外来通院中を通して行っていく必要があります。

注射に関連する医療事故と判例

"注射に関する医療事故"として，これまで人為的ミスが多数起こっています。原因の詳細を調べれば，一個人の軽率な誤認から組織上のシステム・環境などが影響し複雑に絡みあったものまで様々です。

患者さんの安全を目指すためには，過去に学ぶ必要があります。なぜ防ぐことができなかったのか，個人の責任追求で片付けず，人はミスを犯す場合があることを前提とした組織的な安全対策教育・研究・システムが大切であることを忘れてはなりません。

1. 誤 薬

1951（昭和26）年：薬剤師が劇薬ヌペルカインの赤枠赤字の標示紙を貼るべきところ，ブドウ糖注射薬と同じ標示紙を貼って青インクで3％ヌペルカインと記載し，ブドウ糖と同様容器で一緒に保管。受領に来た看護婦に事務員はヌペルカインをブドウ糖として渡し，看護婦も誤信し運んだ。その後，別の乙種看護婦はブドウ糖と誤認してヌペルカインを2名の患者に静脈内注射し死亡させた（1952・昭和27年名古屋高裁，1953・昭和28年最高裁：薬剤師・薬剤科事務員・乙種看護婦ともに業務上過失致死罪）。

1954（昭和29）年：看護婦がオーロバンソーダと誤認してクロロホルムを注射器に入れ，別の看護婦が注射し，患者を死亡させた（1957・昭和32年広島高裁：業務上過失致死罪）。

1958（昭和33）年：医師はベナルカイン静脈内注射の指示を出したが，誤って同じ箱に入っていた外用軟膏基剤レスタミンコーワ油を准看護婦が注射し，患者を死亡させた（1958・昭和33年静岡簡裁：医師と准看護婦が業務上過失致死罪）。

1966（昭和41）年：保健所が小学校にて百日咳・ジフテリア混合ワクチンの集団接種をする際，保健所防疫係員が腸チフスパラチフスの混合ワクチンを間違えて持参。それを看護婦が注射器につめ，医師が注射し，接種を受けた児童が発熱，チアノーゼなどを起こした（1968・昭和43年名古屋地裁：防疫係員・看護婦・医師が業務上過失傷害罪）。

1967（昭和42）年：乳児の予防接種時，消毒用ヨードチンキに誤ってクレゾール原液を混ぜ，消毒を受けた乳児が皮膚炎症を起こした。

2. 対象の間違い

1969（昭和44）年：姓だけが記載された指示を見て，准看護婦が同姓の患者にストレプトマイシンを注射。間違えられた患者は特異体質であったため，ショック死した。

1970（昭和45）年：姓のみが書かれた点滴瓶を見て，同姓の患者に注射し，患者を死亡させた。

3. 不適合輸血

1954（昭和29）年：O型の患者であったが，准看護婦が同姓同名の患者の記録を読み，A型と誤信して医師に告げ，A型血液を注射された患者が死亡した（1963・昭和38年岡山地裁：損害賠償）。

1969（昭和44）年：腹腔内腫瘍の手術で輸血が必要となった際，看護婦が家族から患者の血液型はAB型であると聞き，検査をせず輸血。患者に悪寒・発熱・黄疸が見られたため大病院に転院。そこで血液型がB型であることが判明。交換輸血をしたが，死亡した（1982・昭和57年広島高裁：業務上過失傷害罪，医師罰金5万円）。

1975（昭和50）年：十二指腸潰瘍手術中のO型の患者にA型の輸血を行い，患者を死亡させた。

1982（昭和57）年：O型の患者にA型の輸血を

行い，患者を死亡させた。

4. 投与方法ミス

1960（昭和35）年：看護婦が肥満体質で静脈の確認が困難な妊娠中絶患者に麻酔剤オイナールの静脈内注射を動脈に注射し，患者の手が壊死し，右肘から先を切断した（1963・昭和38年最高裁：業務上過失傷害罪）。

1981（昭和57）年：胃摘出後，下痢止めを経鼻胃管から投与する予定であったが，准看護婦が誤って管注してしまい，患者を死亡させた。

1982（昭和58）年：感冒の児に対して500mLの点滴を2時間で投与する指示のところ，1時間で投与したため肺水腫，脳浮腫となり転院。転院先で死亡した（480万円の和解金）。

5. 過量，投与方法ミス

1968（昭和43）年：医師から術前処置として劇薬ネンブタール1ccの筋肉注射指示が出ていた。薬液のラベルには50mg/mLとあった。看護婦は50cc注射器に48cc吸い取り，静脈内注射して患者を死亡させた（1969・昭和44年宮崎地裁：看護婦が業務上過失傷害罪，院長が証拠隠滅変造・偽造）。

1975（昭和50）年：肺炎の幼児に塩酸リンコマイシンの指示を出す際，滴下するべきものを管注と医師が指示を誤り，看護婦は速すぎる速度で管注。そのうえ，看護婦は300mgを3,000mgと間違えたため，患児を中毒死させた。

1997（平成9）年：肺癌患者が通常の3倍量の抗がん剤を投与され，10日後死亡（3,500万円の和解金）。

6. 空気の血管内注入

1958（昭和33）年：術後患者の輸血を准看護婦学校を卒業したばかりのまだ免許を得ていない無資格者に主任看護婦が命じたところ，輸血瓶の空気針を刺し間違え，血液が滴下されなかった。そこで空気圧を加える二連球を用い患者の血管内に大量の空気を送り込み，患者を死亡

させた（主任看護婦の業務上過失致死）。

1962（昭和37）年：術後患者への輸血時二連球を用いた操作を家族に任せたところ，患者の血管内に大量の空気が送り込まれ，患者が死亡した（業務上過失致死罪）。

1970（昭和45）年：術後患者への輸血時二連球を用い，看護婦は昼食のため操作を患者の母親に任せたところ，母親は血液がなくなってもポンプを押し続けたため患者の血管内に大量の空気が送り込まれ，患者が死亡した。

1985（昭和60）年：点滴をして高圧酸素療法を受けていた児が空気塞栓を起こし中枢神経障害に陥った（看護婦および医師の注意義務違反）。

7. 神経麻痺

1963（昭和38）年：看護婦がピラビタール2ccを右上腕に皮下注射する際，患者は袖口の狭いシャツを着用。右上腕の露出不十分なまま肘から8.2cmの上腕外側にかなりの角度をつけて針を深く刺入。注射直後に患者が激痛を訴え，右腕橈骨神経麻痺を起こした（1966・昭和41年東京地裁：損害賠償，注意義務違反）。

1955（昭和30）年：医師不在時，患者から腰痛治療の注射希望があり，准看護婦がイルガピリン5ccを左殿部に筋肉注射し，患者の左下肢が麻痺した（1961・昭和36年広島地裁：注射部位妥当とのことで無責）。

1966（昭和41）年：准看護婦が鎮静剤グレランの筋肉注射をする際，厚着をしている患者の袖を十分押し上げないまま，三角筋ではなく肘から7〜8cmの上腕外側に筋肉注射。患者は痛みを訴えたが，准看護婦は注射を続け，橈骨神経麻痺を起こした（1972・昭和47年福島地裁：病院設置主体の県に使用者責任，損害賠償）。

1980（昭和55）年：看護婦に冠拡張剤の静脈内注射を受けた患者が，注射後4年たって神経を損傷したと訴訟提起した（1986・昭和61年大阪地裁：無責）。

1995（平成7）年：点滴針刺入時電撃痛，神経損傷（1998・平成10年大阪地裁：注意義務違反）。

8. ショック死

1963(昭和38)年：帯状疱疹のため指示されたピリン系鎮痛剤のザルソグレラン200ccを看護婦が約2分をかけて注射し，直後に患者は喘息様発作を起こし死亡した（1968・昭和43年神戸地裁：看護婦不起訴，医師無罪）。

1959(昭和34)年：看護婦から外来でマイシリンの筋肉注射を受けた患者が，その1時間半後に自宅で死亡（1974・昭和49年東京高裁：注射後の安静指導と観察不十分な点で注意義務違反はあるが無責）。

1973(昭和48)年：劇症肝炎の患者に准看護婦が点滴の針を刺したとたんに患者がけいれんし，3時間後に死亡（1978・昭和53年東京地裁：無責）。

1980(昭和55)年：中耳炎で手術をし，肝炎も併発している患者がピリン系薬剤の点滴を受け，連日吐き気やじん麻疹が出現。点滴中に苦しみだし，2か月後に死亡（和解金）。

1980(昭和55)年：流行性感冒にかかった男子が自宅にて，開業医の診察，点滴を受けた。医師・看護婦は，監視せず帰院。患者は心不全で死亡した。

1970(昭和45)年：准看護婦が，腹痛を訴える患者に医師の指示でブドウ糖と複合ブスコパンの混合液を静脈内注射。翌日，患者が同注射を希望したため医師に確認し，再び同じ注射をした。その約30分後に患者が死亡した（1984・昭和59年大阪高裁：無責）。

1988(昭和63)年：腰椎麻酔ペルカミンSで手術をした際，患者が意識消失・無呼吸・心停止状態となったが，医師と看護婦は入眠したと誤解。患者は植物状態となった（示談金6,500万円）。

1994(平成6)年：術後患者に看護婦がサイレースを速すぎるスピードで注射し，2～3分で退室。まもなく呼吸停止，心停止，脳死となり，8日後に死亡（和解金2,500万円）。

9. 点滴漏れ

1986(昭和61)年：左乳腺腫瘍術後，抗がん剤が漏れて右肘が壊死。筋膜に達する後遺症が残り，皮膚移植をして瘢痕が残った（和解金120万円）。

10. 感　染

1995(平成7)年：点滴をした後，対象患者を間違えたことに気づいた看護婦が，点滴を取り，針を取り替えないまま本来注射すべきだった患者に注射した。患者は50日後C型肝炎に罹患していることが判明した（和解金300万円）。

11. 無免許医業

1953(昭和28)年：開設された病院で，事務員と看護婦が医師の指示により主として外国船員の診察・予防接種を行っていた（看護婦不起訴，医師・事務員は医師法違反罪）。

1991(平成3)年：入院中の妊婦に限界量を超える陣痛促進剤が投与され，子宮・膀胱が破裂し，胎児は死亡。看護要員はアルバイトの看護学生のみであった（和解金1,000万円）。

1993(平成5)年：大腿骨頸部骨折の手術後，医師の指示で看護婦が硬膜外麻酔剤を投与し，患者が死亡。

2 注射の利点と欠点

注射は，効果が高い反面，欠点・危険性をはらんでいますので，乱用は避けなければなりません。効果だけでなく，その危険性も理解したうえで，患者さんにとって必要な注射が正確に実施できるようになってください。

利　点

医療者が注射器を使って，直接組織に薬剤を注入する注射法の場合は，薬剤が確実に患部へ吸収されます。

経口的与薬（ただし舌下錠を除く）と違い，注射は，消化管・消化液の影響を受けずに吸収されるため，薬効が速やかです。したがって，救急時などのようにできるだけ速く薬効を出現させたいときに適しています。また，経口的与薬より少量で同じ薬効を期待でき，かつ大量投与が可能です。

注射は，消化管への影響が少ないため，経口的投与で副作用が出現する場合や，検査・手術・化学療法などで禁飲食のとき，腸管麻痺・嘔吐など消化管の障害や意識障害で経口的与薬や経口摂取が無理なとき，消化管・消化液の影響で薬効出現に問題の出るときなどにも適します。

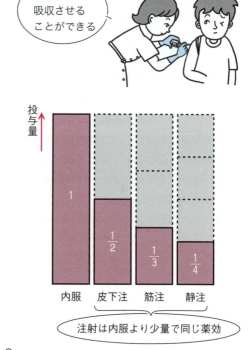

直接患部へ吸収させることができる

注射は内服より少量で同じ薬効

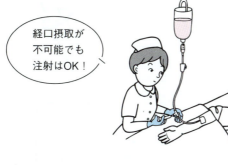

経口摂取が不可能でも注射はOK！

欠点・危険性

　経皮的に注射針を刺すため，痛みを伴い，組織を損傷します。小児は，そのために恐怖心を抱き，泣き出したりすることもあります。

　熟練した技術でなければ，注射を受ける人は不安になってしまいます。
　安全部位を守らないと末梢神経損傷，麻痺を起こす危険があります。

　確実に投与され，薬効が速やかである反面，ショック・毒性・副作用の出現頻度も高まります。また，アレルギーにも注意が必要です。

　ときに注射薬間で配合変化（白濁，混濁，沈殿など）を起こす場合があります。配合禁忌の薬液について調べたり，薬剤師に確認したりして，混注方法を工夫し，注射時の薬液が透明液で沈殿物のないことをよく観察・確認して注射しなければなりません。また，物理的配合変化だけでなく，外観的には変化がなくても，時間の経過や光の影響などによって薬液の効力低下が起こる薬剤もあるため注意が必要です。

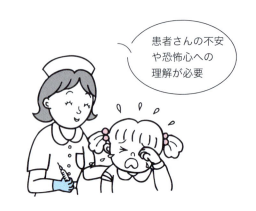

患者さんの不安や恐怖心への理解が必要

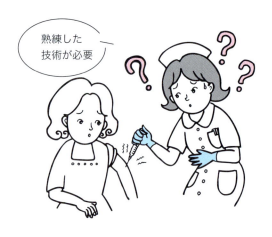

熟練した技術が必要

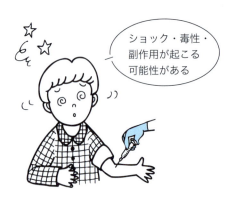

ショック・毒性・副作用が起こる可能性がある

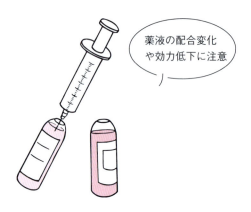

薬液の配合変化や効力低下に注意

アンプルカット時のガラス片，バイアルや輸液瓶のゴム栓に注射針を穿刺したときのゴム片，輸液セットや注射筒内への何らかの原因による異物や空気，作業環境の不備による異物などの混入のおそれがありますので，それを防がねばなりません。

　同一部位へ継続注射をすると，皮下硬結，筋拘縮，血管硬化などを起こす可能性があります。

　高濃度の液を静脈から継続注射すると血管痛・静脈炎を引き起こします。不適切な投与速度で注入すると循環器系に対し負担を与えたり，投与目的を達成できないことがあります（p.146,193〜194参照）。

　決められた用法以外の部位へ薬液が漏れた場合，漏れた部位で問題が起こることがあります。特に抗がん剤などの血管外漏出時（p.205参照）には壊死などの重篤な筋肉・皮下・皮膚障害が生じる場合がありますので，筋肉注射や皮下注射のできない薬剤の静脈投与には注意が必要です。

　注射を準備する場が不潔な場合や準備する人の無菌的操作が不徹底な場合には，細菌汚染の危険があります。また，注射後の血液付着針による針刺し事故にも注意が必要です（p.191〜192参照）。

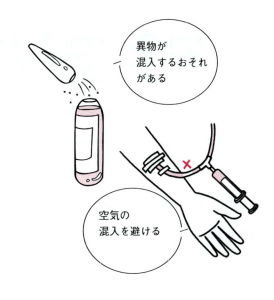

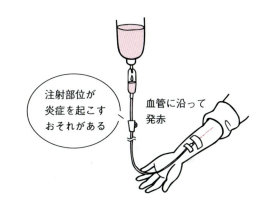

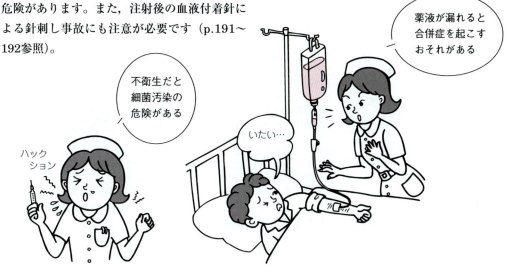

第7章　注射と安全

3 安全・安心な注射のために

確 認

1. 確認すべき5つのR

注射事故は，人為的・初歩的ミスが圧倒的に多く見られます。

注射事故を防ぐために，5つのRを常に確認するようにします。

① Right Patient　　　（正しい患者）
② Right Drug　　　　（正しい薬剤）
③ Right Dose　　　　（正しい量）
④ Right Time　　　　（正しい時間）
⑤ Right Route　　　（正しい方法）

2. 確認の時期

患者さんにとって必要な注射を安全・効果的に行うために，5つのRをいつ誰が確認するとよいのか，その過程を説明します。

1）指示を出すとき

医師が指示伝票を書くとき，あるいはパソコンで入力するとき，患者の疾患，薬理学の知識，患者の薬剤使用歴，薬物アレルギーの有無などを把握して，5つのRの確認をします。医師の指示伝票が手書きの場合，指示を受ける看

①患者さんは？
病棟・病室名，ベッド番号，フルネームは？　年齢は？
体格は？　薬の排泄機能は？
疾患名は？　既往歴は？
アレルギー・副作用などない？
注射目的や方法を理解・納得しているか？
指示の出たときから病状は変化していないか？

②薬剤は？
毒薬・劇薬・麻薬・普通薬？
何という商品名・一般名？
主作用・副作用は？
水溶性・油性・粉末？　何％？
使用期限，有効年月は大丈夫？
変質していないか
異物はないか…

③量は？
単位はmL，mg？
何アンプル？　何本？
何バイアル？　何単位？
患者さんにとって多すぎない？
患者さんにとって少なすぎない？
残量はあっている？

④時間は？
いつからいつまでの指示？
何月／何日の何時何分の指示？
なぜその時間帯の指示なのか？
患者さんのライフスタイルに合った時間帯？
効果や副作用の発現時間は？
体から薬が排泄される時間は？
点滴なら所要時間の指定があるか否か…

⑤注射方法は？
皮内・皮下・筋肉・静脈？
注射器・注射針のサイズは？
アルコール綿も準備　静脈注射なら駆血帯も準備　末梢から点滴・中心静脈から点滴・側注・管注？
ラインが複数ある時のルートから投与？　患者さんにとって辛くない方法？　一般成人用点滴セットで？
小児用微量用点滴セットで？　輸液ポンプで？　シリンジポンプで？

確認！
確認！

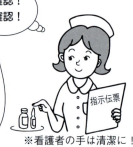

※看護者の手は清潔に！
※準備は無菌的操作で！

●その5つのRをさらに具体的に考えてみましょう●

護師や薬剤師が誤読しないよう丁寧・正確に記入しなければなりません。コンピュータ化されている場合は，有効量のチェック機構や類似薬品名の誤入力防止システムの導入などを図り，医師による人為的ミスを組織的にも防ぐようにします。

2) 注射の指示を受けるとき

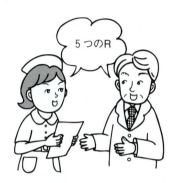

注射の指示を受けるとき，看護師は5つのRを正確に確認します。

緊急時以外は可能な限り，口頭指示を避け，伝達ミスがないように2名以上の複数の目で確認します。医師が記入した伝票またはコンピュータに打ち込んだ指示内容をそのまま，または複写して活用できるシステムとし，転記ミスのおそれを未然に防ぐようにします。指示内容について不明点・疑問点のある場合には，薬品文献，薬剤添付文書で調べたり，医師・薬剤師に確認をとります。

3) 指示伝票に基づいて薬剤を準備するとき

薬剤師が専門的知識をもって5つのRを確認し，薬剤を準備します。指示内容について不明点・疑問点のある場合には，薬品文献，薬剤添付文書，医師・他の薬剤師に確認をとります。

4) 薬剤を受け取るとき

薬剤師から薬剤を受け取るとき，看護師は指示内容，薬剤，薬剤師の説明内容に間違いがないか確認します。

5) 保管場所に注射薬を整理するとき

保管場所に薬剤師から受け取った薬を整理するとき，看護師は5つのRを確認しながら，薬剤の保管規定を守って整理します。

6) 注射薬を保管場所から取り出すとき

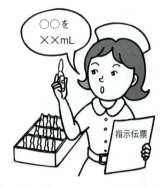

指示伝票と照合しながら，薬剤を取り出します。原則として，声に出して確認するようにしましょう。

薬剤の入っている引き出しのラベルだけで判断したり，薬剤の外観だけで判断したり，同僚が取り出してくれたものだから正しいだろうと思い込み，自分の目で確認しなかったりするのはいけません。必ず，薬品そのものについているラベルの内容を自分自身の目で確認します。

7) 注射器や輸液剤に薬液を詰めるとき

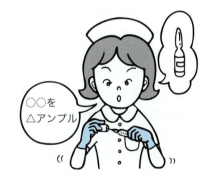

指示伝票と薬剤を照合・確認しながら，清潔に指示された薬液を注射器や輸液剤に詰めます。

例えば，注射と経管栄養の両方をやっている患者さんがいるとします。無菌の注射薬を注入

するところに無菌ではない液・粒子の粗い液（経管栄養食や白湯，内服薬など）は決して入れてはなりません。注射用とそれ以外は明らかに異なる色の内筒の注射器を用い，指示伝票とセットにし，各々のトレイも注射トレイ・○○処置トレイと明記するなど，間違えないための工夫をスタッフ間・病院全体で検討，統一化し実行するようにします。

　また，過去に，指示伝票に書いてある「50mg/mL」を「50mL」と勘違いし注射を行ったという事故がありました。50mg/mLとは，1mL当たり50mgの薬剤が入っているということですから，50mL投与してしまうと指示の50倍もの投与量になってしまいます。mLは体積，mgは重さです。指示をこの段階で勘違いしないように気をつけましょう。

8) 空になったアンプルやバイアルを捨てるとき

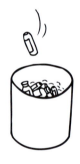

　注射器や輸液剤に薬液を詰めた後，空になったアンプルやバイアルを捨てるときも薬剤に間違いがなかったか，薬剤名，量，濃度などを指示伝票と照合します。麻薬の場合は，残薬の入ったアンプルあるいは空アンプルを捨てずに返却しなければなりません。また，施設によっては毒薬・劇薬のアンプルやバイアルも注射が終了するまで捨てず保管しておいたり，医師と看護師あるいは複数の看護師の目で確認してから捨てるようにしているところもあります。そのような安全のための内規は守るようにします。

9) 患者さんの元で注射の直前

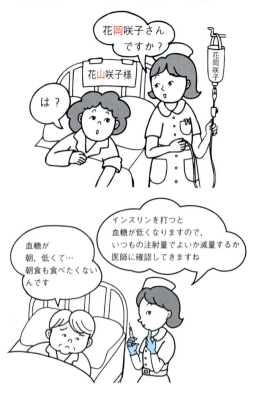

　注射を受ける患者さんのもとで，指示伝票を見ながら，指示された患者さんに間違いないか，フルネームを声に出して確認します。性別・年齢・病棟・病室・ベッド番号・ネームバンドなど正確に指示患者さんを確認できる手段をとることが大切です。前段階まで正しく準備をしていたのに，同姓同名者に注射を行った事故例や，姓名が全く違う人に注射した例が過去にありますから，しっかりここで確認します。点滴と経管栄養を一緒に受けている人の場合には，点滴ラインと経管栄養ラインが団子状態にならぬ様整然と別々の点滴台に離して置き，ラインの接続部・三方活栓部分などに何のラインなのかを明示し，各々互換性のない器具を使用するのも安全策の一つです。また，患者さんのもとで注射をする直前に，注射が必要な状態が続いているかも確認します。例えば，朝食前にインスリンの皮下注射指示が出ていたとします。患者さんが何らかの理由で嘔吐したり，食事を摂れない状態であったなら，準備した注射をいっ

たん保留にして，医師に連絡する必要があります。

　したがって，必ず，直接注射を受ける患者さんのもとで指示内容と健康状態の確認をしなければなりません。

10）注射の最中

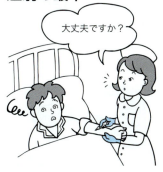

　注射指示が筋肉注射なのに針を刺したら血液が出てきたとしたら，それは筋肉注射ではなく血管内投与ということになります。過去には，静脈内注射の指示であるのに動脈に注射をしてしまった事故，安全部位を守らず針を刺し，激しいしびれを患者さんが訴え神経を損傷した事故，静脈内注射の速すぎる注入によるショック死などが起きています。指示された投与方法を安全部位に安全な方法で行っているか，実施している最中も確認が必要です。

11）注射の終了時

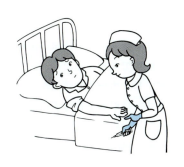

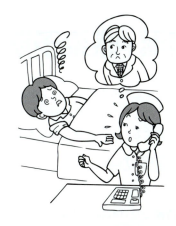

　患者さんにとって必要な注射が指示通り安全に行われたら，その後，全身状態に問題があらわれていないか，注射部位の止血は図れたか，薬液の発現時間や効果はどうかなど確認します。

12）記録をするとき

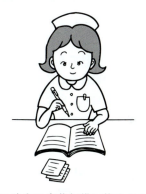

　注射薬は確実に身体組織に注入されるものであり，内服に比べると吸収も速いので，誤って投与された場合には対処方法が難しいものです。したがって，実施するまでに間違いがないよう十分な確認をすることが何といっても大切で，記録をするときに確認をして間違いに気づいても遅いのです。

　しかし，それでも記録をするときに確認する意味は，実施した注射が患者さんにとって効果をもたらすことができたか，副作用は出ていないかなど，患者さんの経過と共に判断するための資料として活用できたり，注射を実施した者の責任の所在を明らかにしておくことができるからです。

清潔・感染予防

注射を安全に行うためのポイントの一つは清潔に配慮することです。具体的にはどのようなことに配慮するのか，確認しておきましょう。

1. 看護師の手

注射器具を取り扱い，注射を実施する看護師の手が清潔でなければなりません。爪は切り，事前に流水で手を洗う習慣を身につけておきましょう。必要時速乾性の消毒薬を使って手を清潔にしてもよいでしょう。

米国疾病管理予防センター（CDC：Centers for Disease Control and Prevention）が，1996（平成8）年に「病院における隔離予防策のためのガイドライン」で「標準予防策（スタンダードプリコーション）を基本にした新しい感染対策」を公開して以来，日本の医療現場はそれに大きな影響を受けてきました。

そのため患者の血液などに接触するおそれのあるときや医療者自らに傷などがあって処置をするとき，また，健全に見える皮膚と接触する場合も含めて，感染の機会や患者・医療者の感染率を減少させるための基準が，様々な施設で整備されてきています。例えば近年は，注射の準備や実施において，手洗いの徹底だけでなく清潔なディスポーザブル（使い捨て）の未滅菌ゴム手袋装着が基本となっています。

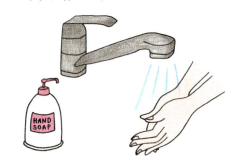

2. 注射薬の清潔

患者さんの体の中に注射する薬液は，無菌でなければなりません。薬液に明記してある使用期限または有効年月を確認して使います。また，保管場所も戸の締まる棚や引き出しとします。

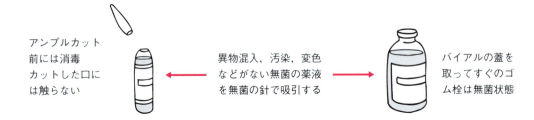

アンプルカット前には消毒　カットした口には触らない

異物混入，汚染，変色などがない無菌の薬液を無菌の針で吸引する

バイアルの蓋を取ってすぐのゴム栓は無菌状態

3. 注射器・注射針の清潔

使い捨ての注射器・注射針には，梱包の箱に3～5年の有効期限が明記されていますので，期限が切れていないことを確認し，清潔な場所に保管します。滅菌バッグは水に濡れると水分が浸透して滅菌でなくなるため，濡らさないようにします。ピンホールや破損がないかも確認して使います。注射器を操作するときは針管と内筒を触ってはいけません。

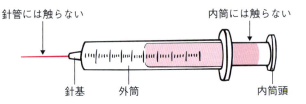

針管には触らない　　内筒には触らない

針基　外筒　　　　内筒頭

4. 清潔な環境で注射の準備

人の出入りや塵埃・空気中の細菌の少ない所で，不必要な会話は避けて準備します。注射を準備する台は，毎日定期的に消毒薬で拭きましょう。

クリーンベンチがある場合には，その場所で注射の準備をします。

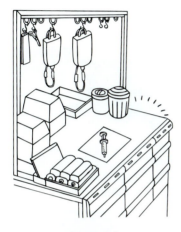

●注射の準備台●

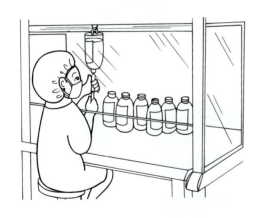

●クリーンベンチでの注射薬混合●

5. 注射部位の清潔

1）針刺入部位の消毒

針を皮膚に刺す前に，注射部位を中心として外側へ向かって，消毒綿で皮膚を拭きます。

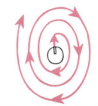

●アルコール綿での消毒方法●

注射部位を消毒する目的は，皮膚表面の消毒，脱脂をはかり，剥離細胞，埃，汚れを取り除くことにあります。

消毒綿としてよく用いられるのはアルコール綿で，使われるアルコール類の中で一般的なのは，エタノールです。エタノールは芽胞を殺す力はありませんが，グラム陽性菌，グラム陰性菌，抗酸菌に対して抗菌力を発揮します。毒性・皮膚刺激性が少なく安全性があり，無色で容易に蒸発し，残留物が残りません。清拭して乾くと殺菌効果が現れます。殺菌スピードが速く殺菌効果のあるエタノールの濃度は，70〜80％とされ，これより濃いと皮膚への刺激が強く，50％より低いと消毒効果が極端に低下します。適度の濃度を守って消毒することが大切です。皮膚刺激性は少ないといっても創傷や粘膜には刺激があり，繰り返して使用すると，脱脂作用によって皮膚が荒れたり，中にはアレルギーを起こす人もいます。

エタノールにアレルギーのある患者さんに対しては，70％のイソプロパノール綿を使用するのが妥当です。イソプロパノールは，エタノールよりも安価で消毒効果が多少強いとされますが，揮発性が少なく，その蒸気が肺から吸収されると催眠状態を起こすことがあります。注射時の皮膚消毒程度で催眠状態に陥ることはありませんが，必要量以上を用いないようにしましょう。

なお，エタノールやイソプロパノールといったアルコールにアレルギーがある人には，クロルヘキシジングルコン酸塩がよく選択されます。

2）針刺入部位の清潔な固定

針刺入中は刺入部位からの感染を予防するため，薄くて透明な滅菌のアクリル系粘着剤つきポリウレタンフィルムを使用することが望ましいといえます。ポリウレタンフィルムはコストは高いのですが，透明なため刺入部位の観察がしやすく，滅菌されていて細菌や水分の侵入を防ぎ，通気性もあります。

ポリウレタンフィルムを使用しない場合には，刺入部位に消毒綿を当て清潔なテープで固定します。

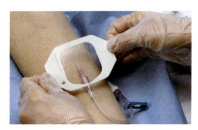
●滅菌フィルムによる針の固定●

6．消毒綿の清潔な管理

消毒綿は，できるだけ単包製品か，使い捨ての容器に入ったものを使用します。使い捨て容器に入った消毒綿に消毒液を継ぎ足したり，脱脂綿を加えて使用することは避けます。

また，清潔を保持し乾燥を防ぐために，使用の都度容器の口をきちんと締めるようにします。

7．針抜去後の皮膚の清潔

針を抜去するときは消毒綿または滅菌ガーゼを皮膚に当て，清潔なテープで固定するか，市販の圧迫止血用パッドつきテープで固定します。患者さんと看護師の皮膚が血液で汚染されないようにします。注射部位の止血を確認したら消毒綿はとって構いません。

注射の当日に入浴をしてよいかどうかは，患者さんの状態や注射の内容などによって異なります。

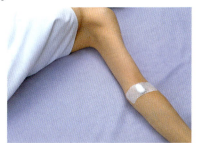
●圧迫止血用パッドつきテープ●

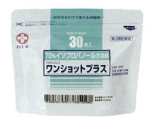

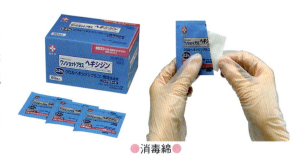
●消毒綿●

8. 針刺し・血液汚染事故防止

　針刺し事故とは，注射や採血後の血液付着針を人に刺すことによる血液汚染事故のことをいいます。
　これが問題視される理由は，針に付着している血液がB型肝炎ウイルス（Hepatitis B Virus：HBV）やC型肝炎ウイルス（Hepatitis C Virus：HCV），ヒト免疫不全ウイルス（Human Immunodeficiency Virus：HIV）などに汚染されていた場合，受傷者が感染するおそれがあるからです。感染の危険性のある針刺し事故は，未然に防ぐよう対策をとることが大切です。

1) 針刺し事故の防止対策

① 照　明
　照明，採光などによる明るい作業スペースを確保する。
② 物品配置
　注射前に作業しやすいよう物品を配置しておく。
③ 誤刺防止注射器具の活用

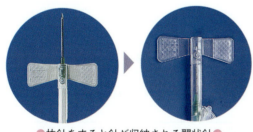

●抜針をすると針が収納される翼状針●

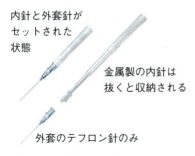

内針と外套針がセットされた状態
金属製の内針は抜くと収納される
外套のテフロン針のみ

●針刺し防止機能付き静脈留置針●

④ 針捨て容器の活用
　注射・採血後，即座に患者のもとで針にキャップをしないまま針を専用の針捨て容器に捨てる。

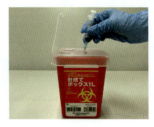

⑤ 蓋つきボートの活用
　リキャップ（針にキャップをすること）をしないまま持ち運ぶ場合は，ボート（boat：舟形容器）に針・注射器を入れ蓋をして運び，速やかに針捨て容器に捨てる。

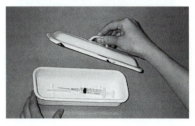

⑥ キャップの仕方
　使用後血液の付着した不潔な針にキャップをする場合は，キャップを手で持たずにトレイやボートに置いたままの状態とし，キャップに向かって針を入れる。
※この操作方法は，薬液を準備する段階で行うと針を不潔にしかねないので，針管を無菌に保ちたい注射の準備段階では絶対に行ってはならない

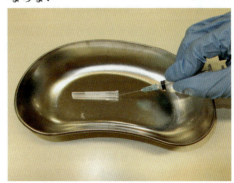

⑦針の置き場所

注射後の針をベッドやオーバーテーブルなどの上に無防備に置かない。

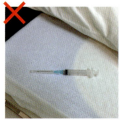 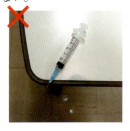

⑧針を持っての動作

針を持ったまま他の動作をしない。

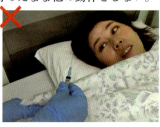

⑨針を持っている人への接近

針を持っている人に不用意に近づかない。

⑩抗体ワクチン

B型肝炎ウイルスに対しては、抗体を作るためのワクチンを3回（初回→1か月後→6か月後）、皮下か筋肉に注射する方法がある。抗体獲得率は90〜95％とされる。ただし、終生免疫ではなく、2〜3年で抗体価は低下、消失する。

⑪手袋着用と手洗い

無菌操作を必要とし血液に触れる可能性の高い注射では手袋を着用することを基本とする。手洗いも徹底する。

⑫定期的訓練

定期的に実施訓練を行う。

2) 万一針刺し事故を起こした場合の対策

ある施設におけるHCV血液汚染事故の受傷者調査の結果，看護師が73％，医師20％，その他7％と，看護師の受傷者が圧倒的に多く見られました。看護師は針を扱う機会が多く，針刺し事故の発生率も高くなっています。

針刺し事故による感染ではB型肝炎ウイルスが30〜60％と高く，ほかにC型肝炎ウイルスが2〜10％，ヒト免疫不全ウイルスが0.3％という報告があります。また，B型肝炎ウイルスの針刺し事故を未処置のままにしておいた場合，肝炎の発症率は約30％といわれています。

したがって，針刺し事故は前述したようにまず防ぐことが何より大切なのです。万一針を刺してしまったら，次のような対策をとります。

- 受傷者は直ちに刺入部から血液を絞り出し，流水で洗浄
- 直ちに患者の主治医・施設で決まっていれば感染対策担当医師，指定部門に針刺し事故発生の連絡
- 直ちに患者と受傷者の感染の有無を調査：患者には主治医が採血の説明をし同意後採血。受傷者採血

※受傷者が女性の場合，妊娠の有無を確認
※採血による検査項目：HBs抗原，HBs抗体，HCV抗体，HIV抗体，梅毒など

──── HBs抗原検査の結果 ────　　──── その他の抗体検査の結果 ────

- 患者がHBs抗原陽性で受傷者が陰性のとき
- 患者を特定できないか，患者の採血が不可能な場合で受傷者はHBs抗原陰性のとき

患者，受傷者とも事故時陰性

受傷者が事故時陽性

★B型肝炎予防のため針刺し事故発生48時間以内に受傷者へ抗HBグロブリン製剤を皮下または筋肉注射

指定期間，定期的に採血し抗体産生や発症のチェック　必要時，薬物療法など

事故以前の感染と判断

注射の速度について

注射の種類のうち患者さんへより影響を及ぼし問題となるのは静脈内注射・点滴静脈内注射です。

静脈内注射・点滴静脈内注射の速度調整では、安全・効果的に患者さんへの薬効が現れる速度調整をしなければなりません。これまでの医療事故を見ると、看護師が高濃度あるいは多量の薬液を速すぎる速度で患者さんに静脈・点滴静脈内注射してしまう過誤や、点滴ボトル内に薬液を溶解してゆっくり投与するべきところ薬液を点滴セットの途中の三方活栓から注射器を用いてワンショットで高濃度のまま急速投与する事故も起きていますので、十分留意しなければなりません。

一般的には、遅い注入速度になればショックの危険性は少なくなりますが、薬液の種類・患者さんへの与薬目的によって、注入速度は緩徐な注入から急速注入と幅があり、安易な速度調整は禁物です。速度調整にあたっては、医師の指示や薬剤の添付文書を確認（添付文書に速度の記載がない場合もある）し、薬剤師の専門的知識を活用します。

《注入速度を調整するときの考慮点》
a. 患者の条件：病態、出血や血圧低下などの緊急度・重傷度、心機能、腎臓の排泄機能、体格、体表面積、年齢、輸液剤に対する耐性など
b. 薬液の種類・組成濃度・量など
c. 医師の指示

《注入速度の例》
①凝血を起こさない速度
点滴セットのクレンメを利用し滴下させる場合、点滴セット内で凝血を起こさない最低速度は、約10mL/時間といわれている。

ただし、輸液ポンプやシリンジポンプを利用して機械で持続的に薬液を注入する場合、1mL/時間、0.1mL/時間の注入量でも凝血を起こしにくい状態での注入が可能となる。

②normal rate（普通の速度）
成人に対し点滴所要時間の指示がない場合、一般的には、一般用（スタンダード型、成人用）点滴セットを用い、60〜80滴/分で滴下することが多い。この速度は心臓への負担などの少ない安全範囲とされる。60〜80滴/分の滴下を注入量に換算すると、点滴セットの点滴口規格20滴/mLのものを用いたときに3〜4mL/分（180〜240mL/時間）の輸液量となる。

ただし、60〜80滴/分の点滴速度はrapid rate（急速な速度）とする文献もある。それによるとnormal rate（普通の速度）は120〜125mL/時間の輸液量で、1分当たり2〜2.08mL/分の輸液量となり、点滴口規格20滴/mLのものを用いたときに約40〜42滴/分の滴下数となる。

③rapid rate（急速な速度）
静脈・点滴静脈内注射の急速注入の例としては、以下のような例がある。

・出血性ショックなどで、血圧を上昇させ、心拍出量を増加させたいとき
・抗がん剤の点滴直後、腎毒性の副作用を予防したいとき
・脳組織から水分を除去し、脳浮腫を軽減・脳容積を縮小し、頭蓋内圧亢進をおさえたいとき（例えば、マンニトール®を100mL/3〜10分で、グリセオール®を500mL/30分で滴下する場合がある）

ただし、文献によっては、240mL/時間の輸液量をrapid rate（急速な速度）としているものもある。これは、一般用点滴セットの点滴口規格20滴/mLのものを用いたときに4mL/分の輸液量、80滴/分の滴下数になる。

④slow rate（緩徐な速度）
「緩徐に」という指示がある場合、一般的には、ワンショットの静脈内注射で5〜10mLを3〜5分かけて注射する。点滴静脈内注射であれ

ば,1～約3mL/分の輸液量となる。1～約3mL/分の輸液量とは,点滴口規格20滴/mLの一般用点滴セットなら20～約60滴/分に,小児用点滴セットなら60～約180滴/分に滴下数を調整し,60～約180mL/時間の輸液量となる。新生児・乳幼児の場合は,一般的に60mL/時間前後と注入速度が遅い。

例えば血漿分画製剤のアルブミンの場合,添付文書に「1回20～50mLを緩徐に静脈内注射又は点滴静脈内注射する。…本剤の使用時には急激に循環血漿量が増加するので輸注速度を調整する…」と書かれている。

異物や空気の混入防止

注射における異物混入で起こりやすいのは,アンプルカット時のガラス粒子の混入,バイアルや輸液瓶のゴム栓の細片混入,そして静脈内注射・点滴静脈内注射時の空気混入などです。

異物混入は薬液とともに体内を循環するといわれており,ガラス粒子やゴムの細片は,代謝されず永久に体内に存在し続けるともいわれています。注射後最初にガラス粒子などが遭遇する体の中で狭い部分に当たるのは,肺の毛細管です。そこがフィルターのような役割を果たして,毛細血管の閉塞や肺動脈塞栓症などを引き起こすおそれがあるのではないかと考えられています。

これらを防止する対処方法を学習しておきましょう。

1. アンプルカット時のガラス粒子混入防止

山岡桂子と近森温子らは7種類のアンプルカット方法別に混入するガラス粒子量を計測しています（p.195グラフ参照）。その結果,「片切り（アンプル頸部の片側のみにやすりをかけてカットする方法）」が最もガラス片の混入が多く,「クラッキング（ハート型アンプルカットでアンプル頸部の全周に傷を入れ,70%エタノールで拭き,灼熱したガラス棒を傷に当てて歪みを入れてからカットする方法）」が最も少ないという結果でした。「クラッキング」に次いでガラス片の混入が少なかった方法は,「イージーカット（歪みの性質を利用し,特殊加工によってアンプルの絞り部分に永久歪みを発生させ,アンプルの硬度のアンバランスを意識的につくったもの）」でした。

この結果のうち,看護の場で現実的に行うことができて,ガラス粒子の混入も少ない方法は,「イージーカット」と考えられ,現代のアンプルは「イージーカット」仕上げとなっています。「イージーカット」の場合も,カット前に頸部の消毒をし,カット面の清潔を心掛けます。

194

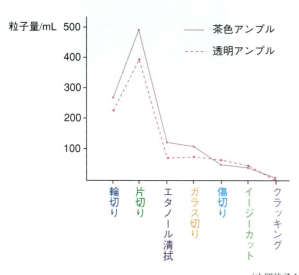

輪切り：アンプル頸部周囲にヤスリで傷をつけてカット
片切り：アンプル頸部一側にヤスリで傷をつけてカット
エタノール清拭：輪切り後，70％エタノール清拭してからカット
ガラス切り：アンプル頸部全周をガラス切りで傷を入れカット
傷切り：超硬金スリッターを回転させ，アンプル頸部を回転子に接触させ傷を入れカット
イージーカット：歪みの性質を利用し特殊加工されたアンプル頸部をカット
クラッキング：ハート型アンプルカッターでアンプル頸部に輪切りに傷を入れた後，70％エタノール綿で拭き，灼熱したガラス棒を傷の上に置いて歪みを入れた後，カット

(山岡桂子ら，1976)
● 5ミクロン以上のガラス粒子の計測数 ●

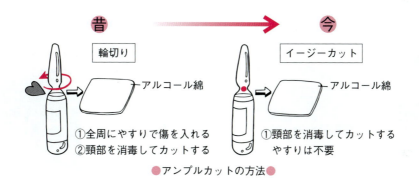

● アンプルカットの方法 ●

2. コアリングの防止

1）コアリングとは

注射針をバイアルや点滴ボトルのゴム栓に刺したとき，削り取られたゴム片（コア：core）が薬液中に混入する現象を「コアリング」といいます。コアリングの要因には，ゴム栓の材質，針を刺すゴム栓の位置とその形状，穿刺回数，針のひねり，刺入角度・速度など色々な要因が影響します。

2）コアリングの予防策

コアリングを予防するために次の点に留意します。

（1）栓の材質

シリコンラバーやフッ素樹脂加工の栓の場合，コアリングを抑制し，複数回の注入にも向いています。

（2）針の刺入部位

バイアルや点滴ボトルのゴム栓に針を刺すときは，刺入部の目印部分でINの明記や○印がついている部位や中央部に針を刺します。そこは，ゴムの厚みが他の部分よりも薄く作られていますので，コアリング予防に効果的です。

それ以外の場所に刺すと，ゴムが厚くなるため抵抗性が大きくなり，刺入時に針を回転させてしまうおそれがあり，コアリングを起こしやすくなります。なお，ポート部（ボトルの口）の形状にはいくつかの種類があり，厳密にいえば形状（平面か曲面かなど）もコアリングを防ぐような作りになっています。

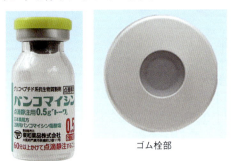

ゴム栓部

ポート部の形状例

（3）穿刺回数は最小限に！

ゴム栓の穿刺回数は，必要最小限にとどめます。必要以上に何回も刺すと針管に塗ってある潤滑油のシリコーン油がとれてゴム栓穿刺時の抵抗が増し，コアリングの原因を惹起します。

バイアル内に溶解液を注入したら針を抜かず薬剤を溶解し吸引するのも穿刺回数を減らす工夫の一つです。

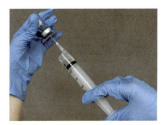

（4）針刺しを数回行う場合は同一箇所を避けて！

ゴム栓に数回針を刺す場合はできれば同一箇所を避けます。同一箇所に刺すとき，針の刺入角度は多少変わる可能性があり，そうするとゴムが切れてコアリングを起こすおそれがあります。

（5）針の回転やひねりは禁止！

ゴム栓穿刺中に針を回転させたり，ひねったりしてはいけません。穿刺時に横からの力が加わるとコアリングの発生を促します。

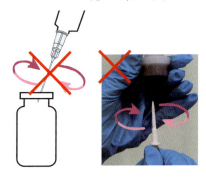

（6）針は斜めに刺入しない！

針を斜めに刺すことは避け，ゴム面に対して針またはその刃面を垂直にゆっくり刺入します。回転やひねりと同様，穿刺時横からの力が加わりコアリングの発生を促します。コアリングが最も起こりやすいとされる角度は，針のヒール部をゴム面に向けて斜め約60°に刺す角度といわれています。

○垂直にゆっくり刺すとよい　×斜めに刺してはいけない

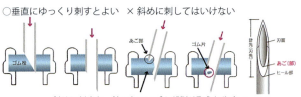

斜めに刺すと，針のあごでゴムが削り取られやすい

〔輸液製剤協議会，コアリング防止対策リーフレットより〕

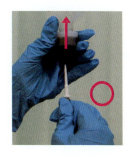

※ 瓶針は垂直に刺す

（7）針の太さと材質を選んで！

バイアル内薬剤の溶解や点滴ボトルへの追加薬剤の混注のときは，溶解をスムーズに行うため太めの18ゲージ金属製注射針が使用されるのが現状です。そのときは，前述してきた対策で対処しましょう。

点滴セットの瓶針の場合は，細いプラスチック瓶針が鋭利な刃面が少なく，弾力性があり刺通抵抗が小さいためコアリング防止に有利です。近年は，金属瓶針はプラスチック瓶針よりコアリングを起こしやすいということで，製造されなくなっています。

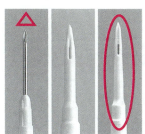

金属瓶針　プラスチック瓶針
　　　　　（太め）　（細め）

（8）穿刺不要な輸液剤を利用！

近年，溶解液と薬剤またはA液とB液が隔壁で仕切られ，隔壁を開通させることで混合できる輸液剤が開発されています。針を使いませんので，コアリングの心配がありません。

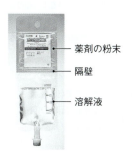
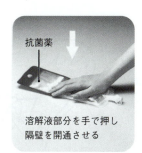

3. 虫などの混入防止

1996（平成8）年，某製薬会社のバイアルの一部に約2mmの虫が混入しているのが見つかり，約4万ケースが回収されるという事件が起こったことがあります。虫が薬液中に入ることはほとんどないこととはいえ，人間の仕事・目視検査の限界もあることを考慮しておく必要があります。看護師も含め注射に携わる各人が異物などの混入がないか，各持ち場ごとに確認をしていくと安全です。

4. 点滴静脈内注射時の異物混入防止

動物実験の結果では，20mL/秒の空気が血管内に入ると症状が出現し，致死量は200mLともいわれています。微量ならいいだろうという気持ちは捨てて，本来空気の存在しない部位には決して空気を入れない看護師になってください。

1）通気針（空気針，エアー針）からの細菌の混入防止

点滴ボトルに通気針を刺す場合，そこからの細菌の混入を防止しなければなりません（p.102参照）。

2）点滴更新時の空気・細菌の混入防止

点滴瓶を更新する場合，望ましいのは点滴筒の中に液があるうちに，次の点滴瓶へ瓶針を差し替える方法です。

万一，点滴筒よりも下に液が落ちてルート内に空気が入ってしまったときの対処方法の一つには，点滴瓶を患者さんの心臓よりも低くして血液を少し逆流させ，薬液を点滴筒まで戻す方法があります。あるいは，他の方法として点滴剤を注射器に吸引し，ト管，三方活栓，ゴム管などから点滴セット上部へ液を流す方法があります（p.157参照）。

3) 点滴ルートの空気の混入防止

点滴ボトルに点滴セットをつけるとき，ルート内に気泡が入らないように注意します。

①点滴筒に液をため，ルート内に空気を混入させない

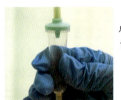

点滴筒に液を1/3～1/2ためてから
クランプを開き，ルート内に液を満たす。

②タコ管の利用と注意点

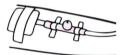

タコ管は上向きに固定し，万一微量の気泡が混入した場合，ここへ入るようにする。ただし，タコ管の容量は約0.5mLしかないため，点滴ルート内には空気を入れないことが原則。

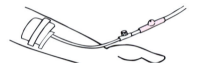

タコ管より患者側に延長チューブなどを接続する場合があるが，このときタコ管は空気だめの機能を果たさない。よって点滴筒の液だめとその先のチューブには気泡や空気を混入させないようにする。

③三方活栓に混入した空気の排出方法

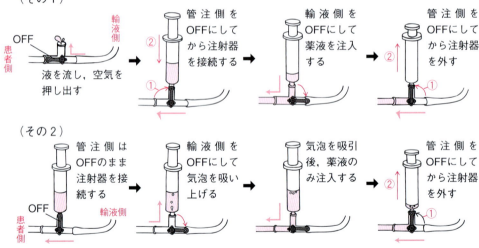

（その1）

（その2）

④点滴更新や寝衣交換時の注意点

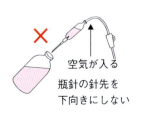

空気が入る
瓶針の針先を下向きにしない

瓶針は上向きのまま次のボトルへ更新する

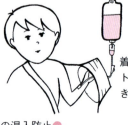

点滴をしていない側の袖を脱いでから点滴側の袖を脱ぐ
点滴側の袖から着る

着替えの際にもボトルや点滴筒の向きに気をつける

●点滴ルートの空気の混入防止●

⑤注射ルートの接続部が外れないよう工夫する

ロックコネクターのアダプタが前後にスライドするため、より確実な接続が可能となる。

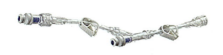
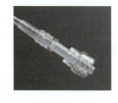
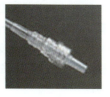

●シュアプラグ® とスライドロックコネクター●

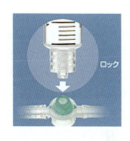

●シュアプラグ® AD と
ロック式注射器との接続●

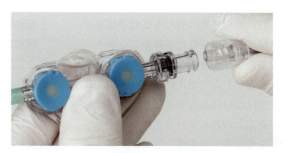

●プラネクタつき延長チューブと輸液ラインの接続●
ロック式の接続部で確実な接続が可能になる。

点滴ルートなど、いくつかの輸液関連器具を接続して使用する場合があります。その際、接続部位がしっかり固定されていないと、患者さんを不安にさせたり、ルート内に空気が混入したり、外れてシーツや寝衣を汚染させたりと問題を引き起こす可能性があります。

したがって、接続部が外れないために、ロック式の接続器具を使用したり、テープでとめたりと工夫をします。

注射薬の配合変化・経時的変化への対策

1. 配合変化への対策

注射薬や輸液製剤の発達に伴って、数多くの注射薬を配合する機会が増えています。薬液を混ぜて注射することを混注ともいい、この場合、注射薬どうしの組合せや混合の順序によって起こる薬剤の配合変化に注意しなければなりません。

配合変化とは、注射薬どうしを混ぜることにより、白濁、沈殿、着色といった外観の変化が起こったり、外観的には問題がなくても主成分が分解している場合などをいいます。配合変化が起こる原因は、薬液の添加物、溶媒、濃度、薬物の分子構造、pHなどの影響によるといわれています。もし外観的に認識できる変化が起こった場合には、患者さんへ投与せず、薬剤師に配合方法・投与方法に対する助言を受け、必要なときは医師に指示内容を再検討してもらう、ということになります。

実際には、どの薬剤とどの薬剤が合わないのか、拮抗作用がないか、薬剤師が持っている情報を活用したり、配合変化に関する文献で確認するとよいでしょう。

2. 経時的変化への対策

時間とともに薬剤の安定性・有効性などが変化することを防止するためには、医薬品の品質管理基準を守る必要があります。

1）温度管理

日本薬局方では，温度規定を定めており，標準温度で保管する場合は20℃，常温は15～25℃，室温は1～30℃，冷所は1～15℃と規定しています。貯蔵時の温度については，表示マークを確認し，その温度を守るようにします（p.12参照）。

2）光線管理

薬液は，特に直射日光に当たると化学反応が促進し，分解または不活性化されることがあるため，注射薬の保存や準備をする場所は，直射日光が当たらないところがよいとされます。直射日光ほどではないにしろ蛍光灯も光分解を起こす作用があるといわれています。

光の影響を受けやすい薬液としては，例えば中心静脈から高カロリー輸液を行うときのビタミン類（A，B_2，B_{12}，K）などが挙げられます。その対策として，遮光すべきアンプルについては，光の透過を防ぐ褐色のガラス容器入りになっていたり，包装によって遮光されているものがあります。投与時は輸液バッグに褐色の遮光カバーをかける方法があります。

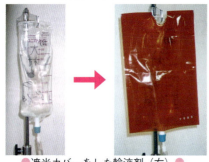

●遮光カバーをした輸液剤（右）●

3）有効年月（期限），使用期限

医療用麻薬など適切な保存条件下で製造後3年を超えて性状および品質が安定していることが確認されている医薬品は，法的な「有効年月（期限）」「使用期限」の表示義務はなく，厚生労働大臣が表示を定めていません。製造年月日は記載されています。「有効年月（期限）」「使用期限」の記載が定められている薬は，以下の通りです。

①有効年月

昭和30年代に薬事法（現：薬機法）が制定されたときに「有効年月（期限）」という用語が規定されました。有効年月の記載が定められている薬は，医薬品医療機器等法（薬機法第41条）日本薬局方収載医薬品および第42条第1項に基づき定められている生物学的製剤・放射性医薬品・生物由来原料・体外診断用薬品などになります。例として，人血清アルブミンなどが挙げられます。

②使用期限

1980（昭和55）年の薬事法（現：薬機法）第50条第10号にて「使用期限」という用語が規定されました。有効年月が定められていない薬でも，分解・変質する可能性がある薬で，厚生労働大臣が定めている場合，使用期限表示対象薬品になります。例として，使用開始後の使用期限が定められているインスリン，溶解後は速やかに使用する抗菌薬などが挙げられます。

保管対策

　普通薬，劇薬，毒薬，麻薬，覚醒剤は区分して保管し，毒薬や麻薬，覚醒剤は施錠もすることになっています。普通薬も含め保管場所を明確にし，薬品が混在しないように普段から薬品棚の整理整頓を心掛けておきます。これも薬品の取り出し間違いを防ぐ対策の一つです。

薬物過敏症への対策

　代表的な薬物過敏症には，抗菌薬やヨード剤によるものがあります。注射は，確実に投与されて吸収も速いため，薬液投与前にアレルギー体質ではないか，喘息はないか，過去に薬物過敏症の既往がないか，家族にアレルギー体質の人はいないかなどを問診して確認するとともに，抗菌薬やヨード剤を使用する場合，事前に皮内注射をして反応を調べるようにします。また，まれにごく少量の皮内反応液でアレルギーを起こす場合もありますので，注射中・後の観察と異常時の医師への報告とともに，ショック時に備え救急医薬品が整えられていることが大切です。

注射部位に適した薬液の使用

　注射薬には，投与される部位に応じて適しているものと適していないものがあります。注射薬に“皮内”，“筋肉”など，実施できる部位が明示されていますので，指示伝票だけでなく，注射薬のラベルも確認して使用するようにします。

注射部位	適した薬液
皮　　内	ツベルクリン反応液
皮　　下	等張液，非粘稠性，溶解性，懸濁液（インスリン），非刺激性の薬液
筋　　肉	等張液，非粘稠性，溶解性，油性，懸濁液，非刺激性，刺激性の薬液
（点滴）静脈内	発熱物質やショック誘発物質，塞栓物質を含まない，血管への刺激性が少ない薬液 ※局所刺激性のある抗がん剤・高張液などが使用されることもある

●注射部位に適した薬液●

安全な部位の厳守

　注射の方法に応じて，安全部位を厳守し注射を行います。p.viii〜ixの「注射方法一覧」および第6章の各注射部位の説明・解剖図を参照してください。

第7章

注射と安全

201

安心できる説明と態度

　注射の指示がでた場合，患者さんや家族から聞かれなくても，下記に示したような内容をわかりやすく説明し，少しでも安心して注射を受けられるようにします。

1. 誰が
   医師あるいは看護師が
2. 誰に
   ○○病棟○号室の○○様○歳に
3. いつ
   ○月○日○時に。○時間をかけて
4. 何をどのくらいの量
   どのような効果と副作用がある○○という注射薬をどのくらいの量
5. 何のために
   どのような目的で
6. なぜ注射という方法で
   注射法が選択された理由
7. どこで
   場所は病室のベッド？ 処置室？････
8. 注射部位は体のどこに

などを説明して，質問があれば遠慮せず聞いてよいこと，必要なときには繰り返し説明することを伝え，安心して必要な注射が受けられるよう配慮します。

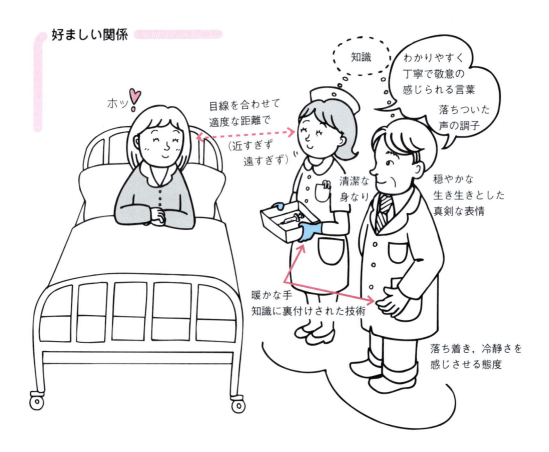

好ましい関係

好ましくない態度・関係

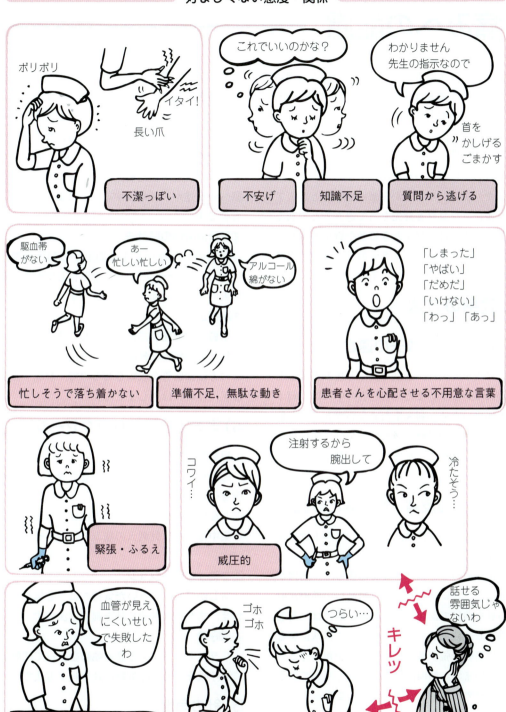

痛みへの配慮

　注射は，針を皮膚に直接刺すため痛みを伴います。痛みを緩和するには限界がありますが，できる範囲の努力をしましょう。

1. 注射針

　切れのよい新しい針を用います。

　また，アンプルなどから薬液を吸うとき，アンプルにコツコツと針先を当て過ぎると鋭利な針先を傷め，針を刺すときに多少抵抗が生じて痛みが増すおそれがありますので，準備の段階で針先を傷めないようにします。

2. 注射の方法

1) 針の刺入と抜去の速さ

　針は素早く入れ，素早く抜くと痛みが減るといわれています。また，初心者の中には，刺すことが恐いためか刺入をためらいツンツンと針先を患者さんの皮膚に当てて，余分に痛い思いをさせてしまうことがあります。刺すなら一回で思いきって刺すようにします。

2) 刺入する皮膚・筋肉などの状態

　皮下注射のときには，皮膚をつまみ上げ針を刺します。

　筋肉注射のときには，皮膚を張って，筋肉が弛緩したときに刺します。三角筋への筋肉注射なら肘を曲げて前腕を腹部の前に置けば三角筋が弛緩し，殿部なら足を内股にして伏臥位をとると殿筋の緊張が緩み，少し痛みが和らぐといわれています。筋肉注射部位を軽く叩いて緊張させ，その直後に筋が弛緩するのを狙って刺してもよいでしょう。

3) 注射部位の疼痛感覚軽減法

①圧迫法

　注射をする部位を針を刺す数秒前からかなり強く圧迫しておき，手を離した瞬間に消毒し注射すると，痛みをあまり感じないですむといわれます。この方法は，テレビでも紹介され，いつもは注射で泣く子どもがこの方法なら泣かずに「痛くなかったよ」と言っていました。この方法は，皮膚の圧迫刺激が脳に伝わり，痛みの脳への伝達が一時中断することによって起こるものです。

②局所麻酔剤の貼付法

　注射の30分ないし1時間前から局所麻酔剤（リドカインテープ®など）を貼付しておき，針刺入の痛みを緩和させる方法です。

③冷罨法

　氷嚢などで注射部位を冷やし，感覚を麻痺させ針刺入の痛みを軽減させる方法です。ただし，この方法は血管を収縮させるので，静脈・点滴静脈内注射には適しません。

4) 気をそらす，リラクゼーション

①息を吐きお腹をへこます

　海老根久美子は患者さんが息を吸ったあとお腹をへこませて息を吐いていくときに針を刺すことを研究しました。この方法は，お腹に意識を集中させて，針刺入の痛みを軽減させる方法です。

②コミュニケーション

　話しかけてくつろいだ気持ちにさせ気を紛らわせ，筋を弛緩させて針を刺す方法です。

③深呼吸

　リラクゼーションと筋の弛緩を狙って注射前に深呼吸をさせ，呼気時に針を刺す方法です。

5) 針の角度

　安全部位に刺入するときの針の刺入角度を皮膚の中で変化させないようにします。例えば，筋肉注射時に90°で刺したら，針を抜くまで90°を保持するということです。初心者の場合，

緊張から手が震えたり，固定が甘いために角度が変わることも考えられます。患者さんに行う前にシミュレーションなどの教材を十分活用して繰り返し練習しましょう。

6）針の深さ

針がいったん注射部位に到達したら，出入りしないようにしっかり注射器を固定して刺入の深さを一定に保ちます。

7）薬液を入れる速さ

皮内注射は薬液が微量のため注入に時間を要しません。一方，皮下や筋肉注射は皮内よりも薬液量が増し，それを皮下や皮下以上に組織間隙（かんげき）が少ない筋肉へ速く注入すると痛みも増してしまいます。したがって，皮下・筋肉注射では薬液をゆっくり注入し，痛みを緩和します。

静脈内注射の場合もゆっくり注入しますが，これは痛みが出るからというより心臓への負担をかけないためです。静脈内注射では，薬液を注入するときには，針をいったん静脈内に刺してしまえば，濃度が濃くないかぎり，また静脈が炎症など起こしていないかぎり，血管痛が起こることはありません。

8）その他

①アルコールの皮膚内注入防止

皮膚消毒用のアルコールが乾かないうちに針を刺すと，消毒効果が不十分なだけでなく，アルコールが針について皮下に入り痛みが増すといわれています。したがって，アルコール綿での皮膚消毒後は，アルコールが乾いてから針を刺すようにします。

② Z字法（p.137〜139 参照）　┐筋肉注射薬の
③エアーロック法（p.140 参照）┘皮下への刺激防止

抗がん剤の漏れ防止

局所刺激性が強いために筋肉注射や皮下注射が禁忌とされ，静脈内投与に限られている抗がん剤が，万一皮下組織や筋肉内に漏れてしまうと，患者さんの注射部位は壊死を起こし，取り返しのつかない状態になってしまいます。そのため漏れ防止対策はとても重要になります。

1．漏れ防止対策

①点滴部位は関節部位を避ける──点滴中患者が多少動いても漏れないようにするため

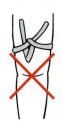
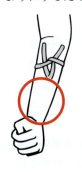

②針は静脈留置針とする──静脈留置針なら柔らかいテフロン針を数cm挿入するため多少の体動でも漏れにくい

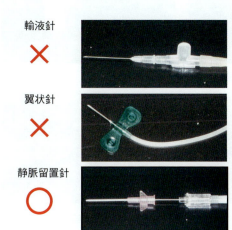

輸液針 ×
翼状針 ×
静脈留置針 ○

③固定用のテープは粘着力のある幅広タイプでしっかり固定する

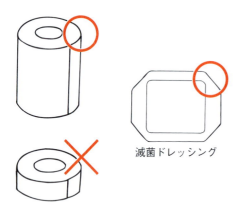

滅菌ドレッシング

④テープ固定時は，針の刺入部のほか，刺入部に続くルートをUターンさせて固定する。必要があればシーネで固定する

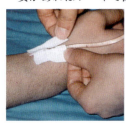 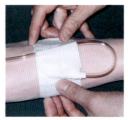

●幅広テープでの固定●

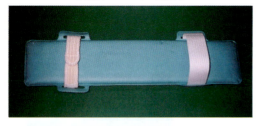

●シーネ●

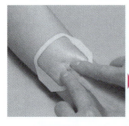 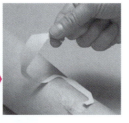

●滅菌フィルムによる針刺入部の固定●

⑤医師が抗がん剤の前に投与する吐気止め入り点滴や水分・電解質補給用輸液剤が，静脈以外に漏れていないか（刺入部の疼痛・腫脹がないかなど）を確認しておく

⑥適宜巡視し，投与中の刺入部を観察し，患者の訴えを聞く

2. 万一抗がん剤が漏れたときの対策

1）抗がん剤の例

以下の抗がん剤が静脈以外に漏れた場合，重篤な皮膚・筋肉障害を起こします。
- ドキソルビシン塩酸塩（アドリアシン®）
- マイトマイシンC（マイトマイシン注用®）
- ビンクリスチン硫酸塩（オンコビン®）
- ビンブラスチン硫酸塩（エクザール®）
- ビンデシン硫酸塩（フィルデシン®）
- シスプラチン（ランダ®）
- ダカルバジン（ダカルバジン®）　　など

2）漏れた場合の徴候

下記のいずれかの徴候が見られたら，すぐに漏れたものとして点滴を止め，医師とともに局所処置を行います。

a．注射部位の焼けるような痛み
b．局所の腫脹，硬化
c．点滴の滴下不良，点滴ボトルを心臓より下に下げても針刺入部から管内にかけて血液逆流が見られない
d．患者の「注射部位に何となく違和感がある」との訴え

3）漏れた場合の処置例

a．直ちにクレンメを止めて投与中止
b．針・カテーテルを抜かず，抗がん剤の一部を取り除くために3～5mL血を抜き出す
c．針を抜く前に抗炎症作用の目的の薬剤を注入
d．細胞内代謝の抑制をはかり痛みを緩和して腫脹を軽減させるためにアイスノンを当て，冷罨法を施す

　組織刺激性の強い抗がん剤が漏れた場合，温湿布は禁止

e．解毒剤の局所注入。解毒剤として用いる薬剤は，抗がん剤の添付文書や文献を参照する

か，あるいは薬剤師に確認
f．患肢を挙上
g．漏れてから1時間以内に副腎皮質ホルモン剤の皮下注射
h．発赤・腫脹部にアクリノール(リバノール®)湿布の継続
i．翌日から副腎皮質ホルモン剤の軟膏塗布。

発赤・腫脹があれば漏れた部位への皮下注射を継続
j．上記初期治療をしても潰瘍・壊死形成時は外科的に処置。感染予防のため抗菌薬内服。局所に抗菌薬軟膏つきの滅菌ガーゼ塗布またはリバノール湿布

廃棄物の処理

　地球環境の問題が深刻化していますが，医療現場においても資源の消費・廃棄について見直すべき点があります。

　一つは，廃棄物区分の甘さです。関連事件として，1999(平成11)年に起こったゴミ不正輸出事件があります。利用価値のある再生紙としてフィリピンに輸出された大量のゴミが実は価値のないゴミで，中に医療用廃棄物の注射針や点滴パック，紙オムツなどが混入していたことが判明し，日本は国際批判を浴びてしまいました。結局，日本はそのゴミを政府のチャーター船によって公費で送還しました。調査の結果，病院を特定できた医療用廃棄物もありましたが，特定できないものもありました。この事件

は，医療機関のずさんなゴミ分別実態を露呈したのです。

　このような状況を受けて，東京都は都内の全病院に対し「医療廃棄物の適性処理」について文書で指示を出しています。厚生労働省が提示している「廃棄物処理法に基づく感染性廃棄物処理マニュアル」もあります。医療廃棄物は感染や針などによるけがの危険性から考えても，各施設ごとのマニュアル整備と分別する実践力が問われているのです。

　また，もう一点は，使い捨て器具の多使用や経済観念の甘さを原因とした医療用廃棄物の大量化の問題です。資源の有限性を考えて，無駄使いは控えることが肝要です。

第7章

注射と安全

区分		ハザードマークの色	例	備考
感染性廃棄物 (医療行為に伴って生ずる感染性廃棄物)	液状または泥状のもの	赤	血液，血清，血漿，体液，血液製剤	梱包が容易にでき，液状・泥状のものが漏出しないような適切な密閉容器に入れる
	固形状のもの	橙	血液などが付着したガーゼなど固形状のもの	梱包が容易にできるよう適切な容器・丈夫な二重のプラスチック袋などに入れる
	鋭利な物	黄	注射針，メス，ガラスくずなど	注射針，メス，ガラスくずなど
非感染性廃棄物 (医療行為に伴って生ずる廃棄物のうち感染性廃棄物以外の廃棄物)			判断基準に基づき非感染性と判断されたものや消毒処理した感染性廃棄物など	非感染性廃棄物と明記したラベルをつけることが望ましい
上記以外の廃棄物			紙屑，厨芥 (生ごみ) など	

●廃棄物の区分と分別●

第8章

小児・高齢者・妊産婦の与薬

1 小児への与薬

小児の経口与薬および注射などによる薬物療法に関与する看護師としては，常に発育と発達に関連する基本的な事項について理解しておくことが大切です。

総論

小児期は，一般的には出生前期（受精から出生まで），新生児期（生後4週未満），乳児期（生後1年未満），幼児期（1歳～6歳），学童期（6歳～12歳），青年期（12歳～18歳，うち12歳～15歳を思春期という）に分類されます。

それぞれの年代において，代謝機能や内分泌機能が変化し，その変化が直接的，間接的に薬物代謝に影響してきます。

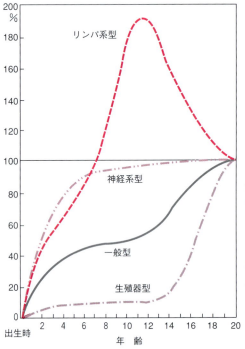

体組織の発育の4型。図には，20歳（成熟時）の発育を100として，各年齢の値をその100分比で示してある。
一 般 型：全身の外形計測値（頭径を除く），呼吸器，消化器，腎，心大動脈，脾，筋全体，骨全体，血液量
神経系型：脳，脊髄，視覚器，頭径
生殖器型：睾丸（精巣），卵巣，副睾丸（精巣上体），子宮，前立腺など
リンパ系型：胸腺，リンパ節，間質性リンパ組織

● Scammon の発育型 ●
(Scammon, in Harris : The Measurement of Man, University of Minnesota Press, 1930)

1. 薬物の吸収

薬物は，消化液に溶けると，消化液のpHに応じて分子型とイオン型に分かれます。吸収は分子型のほうが吸収効率がよい傾向にあります。酸性の薬物は酸性液中で，塩基性の薬物は塩基性液中で分子型が多くなります。そのため，酸性の薬物は胃から，塩基性の薬物は小腸から

吸収されやすくなります。しかし，実際には吸収部位に接触している時間の長さが吸収量を決定しますので，全体には小腸から吸収される量のほうが多くなります。

薬物の吸収に影響する因子としては，①胃内pH，②食事内容，③空腹時間などがあります。

胃の中のpHについては，出生直後のpHは6.0～8.0ですが，1時間後には1.5～3.0になり，7～10日後に再び6.0～8.0になります。生後1か月5.1，満1歳3.0程度，満3歳で成人と同程度の1.0～3.0となります。胃の中のpHが5.0～6.0では，酸性型薬剤（例：フェノバルビタール，フェニトイン）はイオン化型になるので，吸収されにくくなります。しかし，ペニシリン系製剤（例：アンピシリン）は，pHが中性に近くなることから吸収はよくなります。

胃内の内容物の排出時間は，新生児期は6～8時間であり，生後6～8か月で成人とほぼ同様の2～3時間になります。

腸の長さは，新生児は身長の約7倍，幼児6倍，成人4.5倍です。小児は特に小腸が比較的長く，大腸と小腸の比は，新生児1：6，乳児1：5，成人1：4で年少児ほど小腸が長くなります。このことから考えると，小児のほうが成人より吸収率がよさそうに見えますが，実際はその逆で，消化酵素の生成不全や，胆汁酸の含量不足などが原因と考えられています。

2. 薬物の体内分布

薬物の体内分布に影響する因子としては，①生体内水分量，②脂肪含量，③血漿蛋白量および蛋白結合能などがあります。

生体内の水分含量は，出生時より成長とともに減少してきますが，それは主に細胞外液量の減少によります。小児では，細胞外液量の割合が多いことが特徴です（右上の表参照）。

抗菌薬に代表される水溶性の薬物は，そのほとんどが細胞外液に分布されるために，新生児期や乳児期では分布容積が大きくなります。そのため，体重当たりで薬剤を与えると，体液中の血中濃度は新生児や幼若幼児では低くなりま

	新生児	乳児（生後5W～1年）	1年幼児～成人
全体水分量	80%	70%	60%
細胞外液	40	30	20
細胞内液	40	40	40

●体水分量（体重％で表す）●

す。また，相対的に体内の脂肪含量が増加すると，同一の投与量であっても，脂溶性薬物の濃度は低く，水溶性では高くなります。

血液中の薬物は，その物理的，化学的性質に応じて血漿蛋白と結合します。薬物は血漿蛋白と結合した状態では薬理効果を発揮することはできません。薬理効果を発揮するためには，血漿蛋白から遊離した状態にあることが必要になります。蛋白結合能が高い薬物は，徐々に血漿蛋白から遊離して効果を発揮するため，薬効が持続することになります。生体の血漿蛋白の量が不足していたり，減少している場合には，遊離した状態にある薬物が増加する結果になるため，薬理作用が強く現れることになります。

血漿蛋白に関する新生児，未熟児の特徴として，①血漿総蛋白量，γグロブリン，リポプロテインが少ない，②薬物と結合性の低い胎児型アルブミンが多い，③血中ビリルビンの存在により蛋白結合能が低値になっている，ことが挙げられ，より十分な注意が必要となります。新生児では，成人に比較して，抗菌薬や強心剤などの結合能は低くなっています。

高ビリルビン血症を起こしやすい新生児期に，蛋白結合率の高いサルファ剤，サリチル酸，フェニトインなどを与薬しますと，血漿蛋白と結合しているビリルビンと置換して，遊離型のビリルビンを増加させ，神経毒性（核黄疸）を引き起こすおそれがあります。核黄疸の誘発から重篤な脳障害を起こす原因となることがわかったため，現在ではサルファ剤は新生児期や乳幼児期には使用されなくなっています。

3. 薬物代謝の発達

代謝を行う主な臓器は肝臓であり，体内に吸収された薬物は，肝細胞に取り込まれることが

必要となります。肝細胞では薬物は，肝小胞体ミクロゾーム内で第1相反応といわれる酸化，還元，加水分解反応を受け，その後第2相反応により抱合型に合成されます。

　出生時の肝臓の大きさは，体重の3.6％であり，成人の体重比の2.5％に比べると大きいのですが，肝臓の小胞体にある各種の代謝酵素活性は出生前は低く，生後数か月で成人と同程度になります。一般的に乳幼児は代謝酵素活性が低く，その中でも酸化的代謝や抱合反応力が特に弱いため，フェノバルビタールやジアゼパムなどの安全幅が狭くなっています。

4. 腎臓からの排泄

　小児の腎臓の機能は未発達で，大きさ，重量ともに生後1年で成人の1/3，20歳で成人の腎臓になります。腎臓からの薬物の排泄は，①糸球体濾過率，②腎血流量，③尿細管の分泌および再吸収により影響されます。

　新生児期の糸球体濾過値は成人の20〜40％であり，尿細管からの分泌も尿細管の細胞機能ならびに尿細管周囲の循環機能が未成熟のため低下しています。これらは，生後6〜8か月で徐々に発達してきます。また，腎血流量も乳児，幼児では成人の20〜40％にすぎませんが，排泄機能の調和はほぼ2〜3歳でとれてきます。

　腎機能の低下している児においては，薬物の血中濃度の持続につながり，副作用の発現頻度が高まりますので注意が必要です。

5. 小児の薬用量

　一般に小児は，その体の大きさから考えると，成人に比較して，必要薬用量は多くなります。その理由は，体細胞が成人に比較して若く，活性が高いこと，また，主な代謝機能は体重ではなく体表面積と比例するためです。新生児と成人を比較すると，成人は身長で新生児の約3.3倍，体重20倍，体表面積は8倍とされています。このように，小児は成人に比較して大きい体表面積を有します。

　そのため小児の薬用量を定めるには，年齢・体重および体表面積からの換算式を用います。現在よく用いられるものとしては，AugsbergerやFriedの式，Harnackや中山健太郎の表です。

[小児薬用量の式の例]

● Augsbergerの式（1歳以上）：$\dfrac{年齢 \times 4 + 20}{100} \times 成人量$

● Friedの式（1歳未満）：$\dfrac{月齢}{150} \times 成人量$

	未熟児	新生児	3か月	6か月	1歳	3歳	6歳	7.5歳	10歳	11歳	12歳	成人
von Harnack			1/6	1/5	1/4	1/3		1/2			2/3	1
中　　山	1/10	1/8		1/5	1/4	1/3	1/2		2/3	3/4	4/5	1

● Harnack，中山の換算表 ●

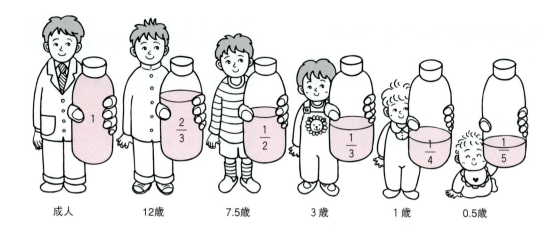

	体 重 (kg)	体表面積 (m^2)	体重1kg当たりの体表面積	Augsbergの式 (mg/kg)	Friedの式 (mg/kg)
新生児	3	0.2	2.5		0.14
3か月	6	0.3	1.9		0.4
1 歳	10	0.45	1.7	1.6	0.5
6 歳	20	0.8	1.5	1.4	
12 歳	40	1.3	1.2	1.1	
15 歳	50	1.5	1.1	1.1	
成 人	65	1.7	1.0	1.0	

●成人を1とした体重1kg当たりの体表面積,Augsbergerの式,Friedの式による薬用量●

経口与薬

　経口与薬は,疾病の予防・治療および症状の緩和,検査の前処置として行われます。注射や坐薬に比べ薬効が現れるのはゆっくりですが,副作用の出現も低く,また与薬方法の点からも安全性が高いため,小児においても頻繁に用いられます。

　経口与薬に用いられる薬剤の種類には,散剤,液剤,錠剤,カプセル剤などがありますが,小児の成長発達のレベルを把握したうえで,その児にあった安全な方法で行うことが大切です。

1. 与薬前に必要な児の情報

a．病態の把握と薬の作用目的
b．アレルギーの有無
c．小児の成長発達段階,理解力（コミュニケーション力）
d．家庭での与薬方法,飲める薬剤の形状　過去の薬物治療に対する反応
e．児の性格

2. 与薬を行うにあたっての注意事項

　与薬時は,児の発達段階に応じて与薬の必要性を説明しますが,児の気持ちや意思を尊重し,できるだけいろいろな方法を試み,飲もうとするサインを逃さないようにします。
　乳児およびおおむね年少幼児（3歳以下）は,薬を一人では飲めないと考えられています。

1）発達段階に応じた注意事項

①乳　児
特に医師の指示がない限りは，哺乳前，離乳食前の空腹時に与えるようにします。哺乳後など満腹になった状態で与えると，嫌がって飲まなかったり，嘔吐する場合があります。

②幼　児
友達どうしのまねが盛んな時期なので，与薬時間を決め，他児と一緒に服薬できるようにします。友達が頑張っている姿を見ることが，励みになったり，自分でもやってみたいという心理的な特徴を援助に活かします。

③学　童
小児が自分で服薬できるかどうかの境界は6歳前後であるといわれています。しかし，学童期前半は服薬に対する認識が十分といえない時期ですので，基本的には，看護師が薬を配り服薬を促し，見とどけます。

慢性疾患で長期間服薬が必要な児には，服薬が自立してできるように関わり，セルフケア能力を高めるようにします。

2）基本的な注意事項

①与薬をする際には，「美味しいジュースだよ」などとだましたり，「飲んだら○○してあげる」など交換条件を出したり，脅かしたりしてはいけません。
②やむを得ず強制的に飲ませる場合であっても，児の自尊心を傷つけることがないようにし，安全で確実な方法を試みるようにします。
③児が服薬できたときは，児を褒め，自信を持たせます。
④乳児，年少幼児，服薬ができない児は，薬剤を可能な限り「液状」または「どろどろ」の形にして与えます。
⑤年長幼児，学童は，児の服用できる薬剤の形状を確認し，飲めないときは医師に相談します。

3. 与薬方法

1）必要物品
写真参照

2）散　剤

①乳児，年少幼児
2～3mL（薬が溶ける最低の量）の白湯，または糖水に溶かして与えます。多量の液体に溶かすと全量飲めないことがあるので注意しましょう。

ミルクの味が変わり，嫌になったり，薬効に影響を与えることがあるので，絶対にミルクに混ぜることをしてはいけません。

また，早くから溶かして放置すると，薬効に影響することもあるため，与薬直前に溶かします。

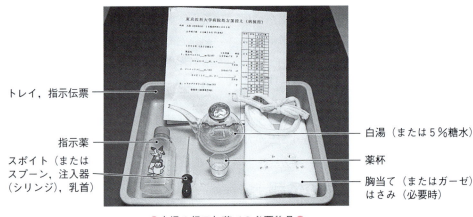

●小児の経口与薬での必要物品●

②年長幼児，学童

　水か白湯を使って服用させますが，嫌がるようなら児の好む飲み物や食べ物（例：ヨーグルト，アイスクリーム，プリンなど）に混ぜて服用させてもよいでしょう。

　最近では，薬を包んで飲めるようなゼリーも市販されていますので，使用するケースも増えています。

3) 液剤（水薬）

　品質劣化防止のため，与薬直前に冷所より取り出します。

　均一な溶液にするため，よく攪拌します。

　細菌汚染を防ぐため，一度容器より出した液剤（水薬）は元に戻しません。

　スポイトや薬杯は，計量用と与薬用を別にします。

　液剤（水薬）が少量であれば，薬瓶の目盛を用いて計量することは不正確になることが多くあります。特に，正確を期することが求められる場合は，注射器で正確に計量し，そのまま，口中に流し込むとよいでしょう。

　液剤（水薬）は，希釈しないで原液のまま飲ませ，服用後水を飲ませます。

4) 錠剤・糖衣錠

　一般的には，5歳以上で服薬できます。

　5歳以下の場合，錠剤のまま無理に飲ませると気道閉塞の危険性がありますから，砕いたあと必ず溶かして服用させます。

　糖衣錠は，かませないで服用させます。

5) カプセル剤

　一般的には，7歳以上で服用できます。錠剤と同様，無理に服用させると気道閉塞の危険性があります。

　苦味やにおいが強くなったり，薬効に影響する場合があるので中身は出しません。

4. 援助の実際 …乳児・年少幼児を中心に

1> 医師の指示と指示伝票を確認する。

　与薬が二度目以降の場合は，児がどのような方法で服用できているかを確認しておく。

2> 指示伝票と薬袋を照合し，保管場所から取り出す。

3> 手を洗う。

4> 使用物品を用意する。

5> 指示伝票と薬袋を照合し，1回分の薬剤を薬袋から取り出す。

6> スポイト（または注射器）に2〜3mL（薬剤が溶ける量）の白湯または5％糖水をとる。

7> 薬杯に薬を入れ，白湯または5％糖水で溶かす。白湯は少しずつ混ぜていき，薬が溶ける最低限の量とする。

8> 薬杯の中の薬をスポイト（または注射器）に吸い上げる。

9> 薬袋と指示伝票をもう一度確認し，薬袋を保管場所に戻す。

10> 薬を児のところに持っていく。

11> 指示伝票に書かれている名前と児を確認する。

12> 児の腕を抑制するようにして抱く。

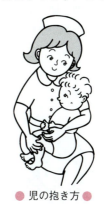

● 児の抱き方 ●

※このとき，児が抵抗し暴れるような場合は，児の上腕を体幹と一緒にバスタオルで抑制し，指で児の顎を固定する

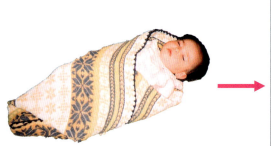

●タオルで抑制する●

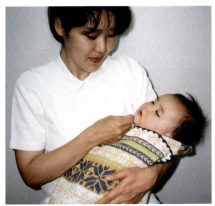

●指で児の顎を固定する●

13> 万一，児が薬を口からこぼしても衣服を汚さないため，児の胸に胸当て（またはガーゼ）を当てる。

14> 口角から少しずつ，舌と奥歯に沿いながら，児が嚥下するのを確認しながら服用させていく。

※勢いよく入れると気管に入りむせることがあるので，流し込むようにゆっくり服用させる

※その他の方法

〈乳首〉
　溶かした薬剤を乳首に入れ，吸啜させる。

〈スプーン〉
　開口のタイミングを見計い，スプーンで少量ずつ流し込むように飲ませる。

〈看護師の指〉
　極少量の水で薬剤を練るか，湿らせた指に直接薬剤をつけ，上顎や頰粘膜につける。与薬後は十分水を与える。

ただし，看護師の指に傷があったり，児の口腔内が荒れている場合は，感染の危険性があるため適さない。

15> 服用させたら白湯などを与え，薬剤が残らないようにする。

16> 後片付けをする。

17> 観察・記録をする。

〈記録事項〉薬剤名，量，与薬日時，与薬方法，児の反応，施行者名など

● 年長幼児，学童の場合は，児の発達段階に応じた方法で行います。
　看護師が直接薬剤を児の口の中に入れます。一人で服用できる場合であっても，安全のためには看護師が手渡し，飲み終わるまで，その場を離れないようにします。

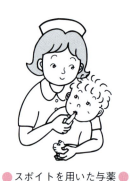

●スポイトを用いた与薬●

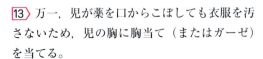

●乳首を用いた与薬●

坐薬

　坐薬は，薬剤を直腸粘膜から直接吸収させ，静脈叢から血行性に作用させることにより，消化管を通過せず，全身作用を起こさせます。

　小児の場合，内服剤をどうしても嫌がったり，嘔気・嘔吐があり経口与薬ができない場合，またはけいれん，意識障害などで治療できない場合に用いられます。しかし，小児は肛門から薬を挿入されることに対し，恐怖やとまどいを示したりします。また，坐薬挿入の経験がある場合は，挿入時の不快感や痛みの経験から，坐薬挿入を嫌がることがあります。

　消炎鎮痛解熱薬，鎮咳剤，抗けいれん薬，制吐剤，抗がん剤などが，小児用坐薬として用いられています。

1. 坐薬を挿入するにあたっての注意事項

　坐薬の挿入時は，児の年齢，理解度，坐薬挿入経験の有無に応じて説明し，必要性を理解させて行うことが大切です。また，痛みを与えない挿入方法の工夫をし，年長幼児や学童に対してはプライバシーが守れるように配慮します。

※挿入後しばらくは，気持ちが悪いことや便をしたい感じがすることを説明し，理解させる

※恐怖やとまどいの見られる児に対しては，児の気持ちをよく聞いて励ます

　挿入前に最終排便，腹部膨満の有無，便の性状を確認します。

※排便の目的以外で坐薬を用いる場合は，便塊があると坐薬の吸収が遅れたり，便と一緒に排出されてしまうため，必要があれば排便を促す

　肛門・直腸の手術後や，下痢がある場合は坐薬の挿入は禁忌です。

2. 必要物品

写真参照

3. 援助の実際

1. 指示伝票と医師の指示を確認する。
2. 手を洗う。
3. 指示伝票と坐薬を確認する。
4. 必要物品を準備する。
5. 坐薬を挿入することを，児に理解できるように説明する。
6. 最終排便，腹部膨満感などを観察する。

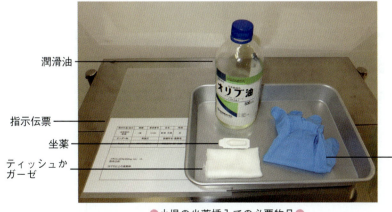

潤滑油
指示伝票
坐薬
ティッシュかガーゼ
手袋

●小児の坐薬挿入での必要物品●

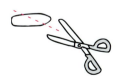

※1個を必要な量に切って使用する場合は，斜めに切る

7⟩ 腹圧がかからないような体位をとらせる。
 ※学童：左側臥位に寝かせ，膝を曲げた体位をとらせる（シムス位）
 ※乳幼児：仰臥位にして膝を曲げさせ，直腸検温の要領で挿入する

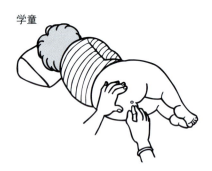
学童

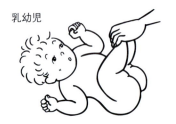
乳幼児

8⟩ 坐薬を挿入する。
①潤滑剤は，坐薬のとがっているほうの先端に十分に塗る
②児に口で大きく息をさせ肛門括約筋を弛緩させる。年少児には好きなおもちゃを持たせて遊ばせながら行うことも効果がある
③肛門を開き，手袋をつけた手で坐薬のとがっているほうから挿入し，内肛門括約筋を越えるまで深く挿入する
 指の第1関節以上入れ，指先から坐薬が離れる感じがあるまで挿入できれば，内肛門括約筋を越えたと思ってよい
④坐薬の排出を防ぐために，2～3分間は肛門部を押さえておく

9⟩ 挿入されたことを確認し，児に終わったことを告げ，寝衣や体位を整え，しばらく安静にさせる。
 ※泣いたり，暴れたりすると腹圧により坐薬が排出するので，乳幼児の場合は泣かせないようにおもちゃで遊ばせたり，抱き上げてあやしたりする

10⟩ 坐薬が排出されていないか確認する。
 ※坐薬が腸粘膜から吸収されるまで20～30分を要するため，30分以内に排便があった場合，坐薬の排出を調べ，再挿入の必要の有無を医師に確認する

11⟩ 後片付けをする。

12⟩ 観察・記録する。
〈記録事項〉薬剤名，量，挿入日時，坐薬の効果および副作用の有無，児の反応，施行者名など

皮内注射

小児の皮内注射は，ツベルクリン反応，アレルゲン検出の皮膚反応などに用いられます。

1. 注射部位（p.106を参照）

前腕内側（発赤や発疹が見られる部位は避けます）

2. 必要物品

写真参照

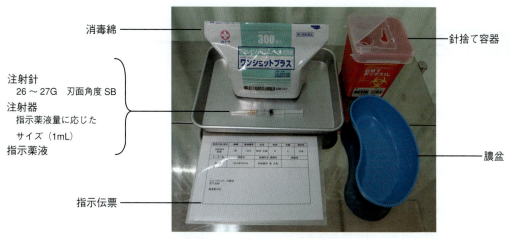

消毒綿
注射針　26～27G　刃面角度SB
注射器　指示薬液量に応じたサイズ（1mL）
指示薬液
指示伝票
針捨て容器
膿盆

●小児の皮内注射での必要物品●

3. 援助の実際

1> 施行前に手を洗い，手指を清潔にする。

2> 指示された薬液を準備し，指示量をシリンジに吸い上げる。

3> 注射部位を消毒綿で拭き，乾燥させる。

4> 上腕と手関節を十分に固定し，刺針部が動かないようにする。
　※体動により，皮下注射になってしまう可能性があるため，注意する

5> 注射部位の皮膚を十分に伸展し（前腕を下から持ち，拇指で注射部位の皮膚を引っ張るようにして伸展），針の刃面を上に向けて0°に近い角度で皮膚に沿わせるように刺入する。

6> 薬液が表皮と真皮の間に入ったら伸展させた皮膚を緩め，針基部を押さえてゆっくりと薬液を注入する。
　※確実に皮内に注入されると丘状の隆起ができる。もし，皮下に漏れると隆起が小さく，境界も不明瞭となる

7> 注入し終わったら，針を静かに抜く。

8> 注入部位はマッサージしたりこすったりせずに，薬液の自然の吸収を待つ。

※児には「ここをさわってはいけない」と指導・説明するが，搔破やほかの部位との接触を避けるために，ガーゼで保護したり，包帯を巻いておくとよい

※判定のときに部位がわかるよう，薬液注入部位を中心にマジックインキで円を書いておく

9> 終了後，児の頑張りを褒めたり，慰める。

10> 後片付けをする。

11> 判定時間（p.111参照）になったら，注射部位の変化を観察する。

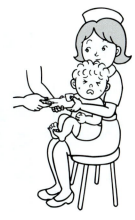

12> 観察・記録をする。
　〈記録事項〉薬剤名，量，予薬日時，注射部位の変化（発赤の大きさ，皮膚表面の硬結），児の反応，施行者名など

皮下注射

皮下注射は，薬剤の吸収速度が緩やかなため，薬の効果をゆっくり発揮させたいときに用いられます。

小児の皮下注射は主に予防接種，インスリン注射，減感作治療薬などの場合に行われます。

1. 注射部位 (p.112を参照)

上腕三角筋や肩峰と肘頭を結ぶ線上の3分の1の皮下

大腿広筋部前面外側（大転子と膝骨中央を結ぶ線上の中央）

腹部（インスリンなど反復投与される場合）

2. 必要物品

写真参照

3. 援助の実際

準備は皮内注射に準じます。

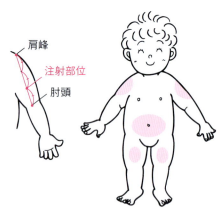

●小児の皮下注射部位●

1> 注射部位を選択する。
※インスリン注射のように反復して注射する場合は，同じ部位にしないよう，注射部位のローテーション（計画表）を作る

2> 注射部位を消毒綿で拭き，乾燥させる。

3> 看護師は，注射部位を動かさないよう，しっかりと固定する。
※上腕の場合は，看護師が抱いて固定する
※十分な固定が行われないと，筋肉注射になったり，神経損傷を起こす危険もあるため注意する

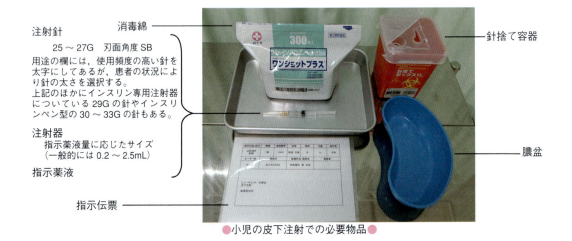

注射針
25～27G 刃面角度SB
用途の欄には，使用頻度の高い針を太字にしてあるが，患者の状況により針の太さを選択する。
上記のほかにインスリン専用注射器についている29Gの針やインスリンペン型の30～33Gの針もある。

注射器
指示薬液量に応じたサイズ
（一般的には0.2～2.5mL）

指示薬液

指示伝票

消毒綿

針捨て容器

膿盆

●小児の皮下注射での必要物品●

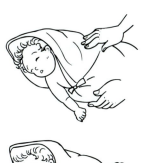
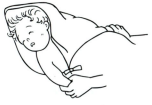
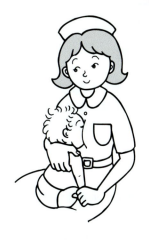

4️⃣ 体格に合わせて注射部位の皮膚（皮下組織）を拇指と示指および中指でつまみあげるか，注射部位の皮膚を伸展させて皮下に達するようにして，10～30°の角度で刺入する。
※注射器の内筒を軽く引いて，血液の逆流がないことを確かめる
※刺入時，激しい啼泣や激痛，手足のしびれ感のあった場合は，神経を損傷している危険があるので，直ちに抜針する

5️⃣ 薬液を注入し終えたら，注射部位に消毒綿を当て針を抜き，軽くマッサージし，薬液の浸透と吸収をはかる。
※インスリン注射の場合は，マッサージにより薬液の吸収が速くなるので，マッサージはせず，自然に吸収させる

6️⃣ 児に対し，スキンシップをはかり，よく頑張ったことを褒める。

7️⃣ 後片付けをする。

8️⃣ 観察，記録をする。
〈記録事項〉注射日時，薬品名，注射量，注射部位，全身状態，施行者名など

筋肉注射

　筋肉注射は，薬剤を筋肉内に注入する方法であり，油性薬剤のように静脈内からの投与が適さない薬剤や，皮下注射よりも速やかな薬効を期待する場合に用いられます。
　しかし，小児は筋肉が発育過程にあるため，筋肉組織への影響による拘縮の危険性を含んでいます。大腿四頭筋短縮症の多発から，その適応について問われるようになっています。筋短縮症を起こさないですむ注射部位はないため，小児の筋肉注射はできるだけ行わない傾向になっています。やむを得ず行う場合は，神経や血管の走行を理解し，児の年齢，体重，筋肉の発達度，投与する薬液の種類と量，注射の頻度などを考慮し，安全な注射部位を選択し，障害を防止していかなければなりません。

1. 注射部位 (p.120を参照)

乳幼児：中殿筋（殿部で4分割した上外側1/4）

学　童：中殿筋，上腕三角筋，大腿上部の外側広筋

2. 必要物品

次頁の写真参照

3. 援助の実際

準備は皮内注射に準じます。

1. 施行前に幼児以上は，排尿を促す。痛みの刺激で排尿してしまう場合や，注射を嫌がって尿意を訴えることで，逃れようとすることがあるため。
2. 注射部位を選択し，消毒綿で拭く（下図参照）。
   - ※上腕三角筋：椅子に座り，やや身体（体幹）から離すようにする。橈骨神経，腋窩神経に近いので注意する
   - ※中殿筋：児を腹臥位にして，しっかりと固定する。殿裂寄りの下方に坐骨神経があるため注意する
   - ※大腿筋：部位は成人に準ずるが，成長期の小児への大腿四頭筋への筋肉注射は大腿四頭筋拘縮症のリスクがあるので注意する
3. 注射部位周囲の皮膚を，拇指と示指で皮膚を張るように伸展させる。または，筋肉をつまみ，針を刺すことで骨を傷つけないようにする。
4. 最短距離で筋肉に達するように45〜90°の角度で刺入する。
5. 血液の逆流がないこと，激痛やぴりぴり感がないことを確認後，ゆっくり薬液を注入する。
6. 薬液注入後，速やかに針を抜き，刺入部位をよくマッサージして薬液吸収を速める。ただし，薬液によっては，マッサージをしてはいけないもの（例：懸濁液〜組織を損傷する）もあるため注意する。
7. 児に終わったことを告げ，その際，児によく頑張ったことを褒める。
8. 後片付けをする。
9. 観察・記録をする。

〈記録事項〉薬剤名，量，与薬日時，注射部位，児の反応，施行者名など

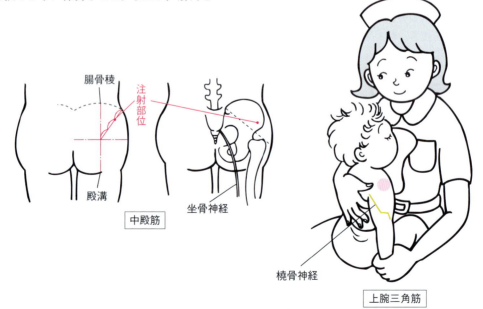

●小児の筋肉注射部位●

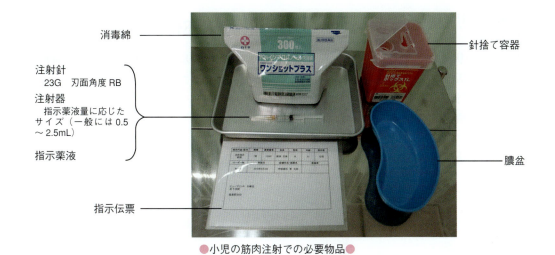

●小児の筋肉注射での必要物品●

点滴静脈内注射

　点滴静脈内注射（以下，点滴）は，①手術後などで経口摂取が不可能な場合，嘔吐，下痢，発熱などで体液の喪失がある場合に水分・栄養・電解質の補給および補正をする，②抗菌薬や抗がん剤，強心剤などの薬物を経静脈内に投与する，③手術時や緊急時に備えての血管を確保する，という目的のため，小児においてもしばしば用いられます。

1. 点滴を行うにあたっての注意事項

1）点滴前の注意事項

①点滴は，小児にとって痛みや恐怖を伴う処置であります。点滴介助にあたっては，まず児の気持ちを十分に受け止めることが大切です。そのうえで，児の年齢，理解度，経験の有無に応じた説明をし，点滴の必要性を理解・納得させることが必要です。
②穿刺時の苦痛を少なくするためにも，血管確保に際しては触れやすく穿刺しやすい静脈を選択すること，また，血管が細く触れにくい場合は，温湿布するなど血管を確保しやすい工夫をすることが必要です。
③児の安全を守る点から，準備にあたっては薬液の内容・量の確認はもちろんのこと，乳児や体動の激しい児には，固定の仕方の工夫，抑制も場合によっては必要になります。さらに，薬液や点滴セットの汚染から感染を起こすことのないように，厳重な無菌操作で行うことが大切です。

2）点滴中の注意事項

①点滴中の管理にあたっては，小児の体液の特徴を理解して行います。
 a．小児は体重に対する体液の割合や細胞外液の割合が大きく，体重当たりの水分必要量が多い
 b．腎機能，特に濃縮力が未熟である
 c．水分の出納量が大きい
　輸液量は，医師が児の維持必要水分量と個々の状態によって算出し，注入速度あるいは注入量を指示します。必ず1時間量に換算し，使用する点滴セットの換算法に従って滴数を決定します。
　正しく輸液量が注入されているかを1時間ごとに確認していくとともに，注入量と排泄量のバランスや全身状態を観察し，早期に異常を発見していきます。

②点滴は，数日から数週間にわたり継続されるものもあり，児は活動制限によるストレスが生じやすい状況下にあります。したがって，児の日常生活動作に支障をきたさないよう配慮すること（例えば，利き手の血管を避ける）や，遊びを積極的に促す援助が必要になります。

2. 注射部位

主に肘正中皮静脈，手背静脈，足背静脈，浅側頭静脈などが用いられます。

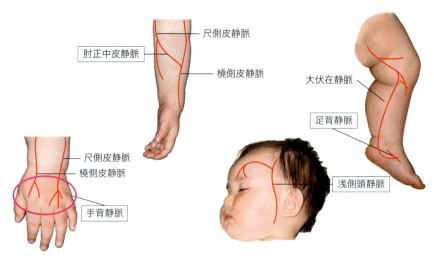

●小児の点滴静脈内注射部位●

3. 必要物品

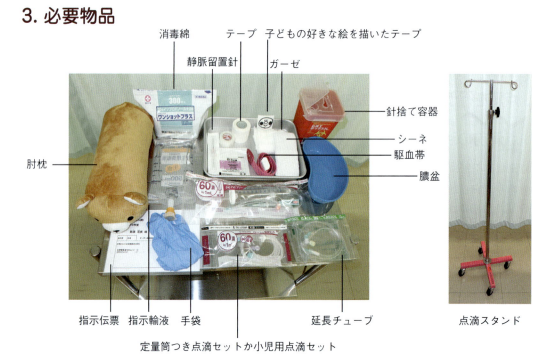

●小児の点滴静脈内注射での必要物品●

4. 援助の実際

1）実施前

1️⃣ 必要な物品を揃える。

※静注針の選択：穿刺部位と血管の太さ，点滴施行時間（期間），注入速度を考慮して選ぶ

［参考］静注針の種類と適応

①静脈留置針

- 長時間にわたる血管確保に適している
- 確実に血管確保ができる
- テフロンなどの軟らかい素材でできているため，血管が傷つきにくい

②翼状針（翼付静注針）

- 短時間の血管確保や薬液の注入に適している
- 針が細いため細い血管に穿刺しやすく，翼があるため固定しやすい
- 針が短く，抜けやすい
- 金属針のため血管が傷つきやすい

③頭皮針

- 未熟児，新生児に用いられる
- 頭皮静脈の点滴に使用される
- 金属性の小さな翼がついているので，穿刺しやすく，固定もしやすい

※小児用定量筒付輸液セット（p.84参照）：微量点滴，抗菌薬などの時間ごとの薬物投与時には必要となる

※エクステンションチューブ：児の体動や動きを考慮して，接続する本数を決定する

※固定用シーネ：乳児や体重測定が必要な児には，重さを測ったものを使用する。児の年齢，四肢の大きさにあったものを選ぶ

2️⃣ 薬液の準備をする。

※指示伝票で，患児の名前，指示薬の確認など5R（p.184参照）をする

※無菌操作で行う

3️⃣ 児の年齢，理解に応じた説明を行う。必要時，抑制を行うことも説明する。

4️⃣ 排尿を促しておく。

※乳児は，重量測定したオムツに交換する

5️⃣ 頭皮静脈に行う場合は，剃毛を行う。

6️⃣ 点滴が持続される場合は，着脱しやすい衣服に更衣する。

2）実　施

1️⃣ 穿刺部位を選択（静脈留置針の場合）し，消毒・駆血する。

※児の年齢，点滴の時間（期間）に合わせ，生活上の制限が少ない血管を選択する

- 乳児，床上安静を要する児：両手を使って遊べるように下肢の血管
- 歩行可能な児：利き手と反対の上肢の血管

※血管が細く触れにくい場合は，血管確保の工夫をする

※穿刺部位およびその末梢を温湿布したり，温湯につけさせる

※血管の上を指で軽くたたいたり，こすったりして，血管を触れやすくする

※四肢を下垂させる

〈介助をするときの注意事項〉

- 上下の2関節を固定して，穿刺部位が動かないようにする
- 血管確保だけに気を取られず，絶えず児に声をかけ励まし，児の顔色などの観察をする

2️⃣ 針の刺入と内針抜去。

3️⃣ 駆血帯除去。

4️⃣ 薬液を満たしたラインの接続。

5️⃣ テープ固定。

- 最近では，薬剤が漏れて壊死を起こすおそれのあるものは，刺入部を透明フィルムで固定するケースが増えている。

第8章 小児・高齢・妊産婦の与薬

(1) 穿刺部位の選択と消毒

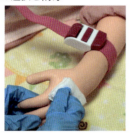

(2) 針の刺入

　①静脈留置針の刺入

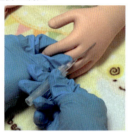

　②内針の抜去

誤刺防止機能つき静脈留置針を使用しているので，抜針と同時に内針は容器内に収納される。

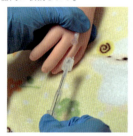

(3) 駆血帯を外す

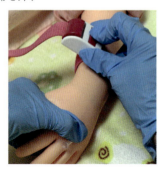

(4) 薬液を満たしたラインを接続

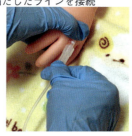

(5) テープ固定

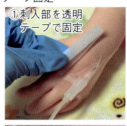
①刺入部を透明テープで固定

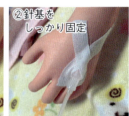
②針基をしっかり固定

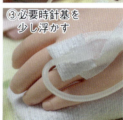
③必要時針基を少し浮かす

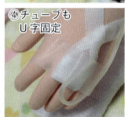
④チューブもU字固定

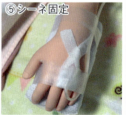
⑤シーネ固定

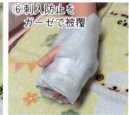
⑥刺入防止をガーゼで被覆

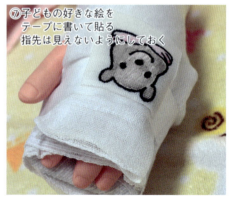
⑦子どもの好きな絵をテープに書いて貼る　指先は見えないようにしておく

●静脈針の固定方法●

6 ラインにゆとりをもたせ，ラインが急に引っ張られても針が抜けないよう，ラインはU字に固定する。

- シーネ固定する。
※乳幼児や体動の激しい児は，シーネで固定する
※関節部が動いて針の位置がずれないように，刺入部位の上下2点をテープで固定する。このとき，良肢位を保つようにする。上肢の場合，拇指を除く4本の指の手指関節をしっかりと押さえるようにして，シーネ固定する
※テープと皮膚との接触面が直接当たらないように，接触面にガーゼを当て，テープでとめる。また，テープはシーネを完全に1周させないようにする
※新生児，乳児，体重測定が必要な児は，シーネの重さを測定し，シーネにその値を明記しておく
※循環障害の有無を観察できるように，爪が見えるように指先は開放させておく

7 再度，指示された点滴速度になっているかを確認し，滴下数を調整する（次頁参照）。

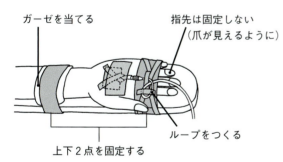

● シーネによる上肢の固定方法 ●

※小児定量付輸液セットを使用しない場合は，1時間当たりの指示量を区分した目盛と予定注入時間をボトルに明記，または明記された指示シールを貼付し，注入速度と量を適宜確認する

8 終了したことを児に伝え，児の寝衣を整える。

※しばらくスキンシップをはかり，児がよく頑張ったことを褒める

9 観察・記録をする。
〈記録事項〉施行日，施行時間（点滴開始時間），薬液の種類と量，指示された1時間量，静脈穿刺部位，静脈針の種類，児の一般状態，児の反応

(参考) 点滴実施中の観察事項
① 輸液量
- 指示された輸液量が注入されているか（1時間量）
- 総輸液量
- 定量筒・点滴ボトルの残量
- 点滴の速度（指示された速度か，輸液ポンプの設定は正しいか）

② 輸液ライン
- ラインの過伸展，ねじれ・屈曲の有無
- ラインの接続部位の緩み，血液逆流の有無
- ライン内への空気混入の有無
- 三方活栓の向き
- フィルターの詰まり，破損の有無

③ 刺入部位
- 針の抜去の有無
- 薬液の漏れの有無
- 液漏れ，掻痒感の有無
- 静脈炎の有無：血管に沿って，発赤，疼痛，腫脹はないか

④ 固　定
- 固定している四肢の循環障害の有無：指先の色，冷感
- 針やシーネの固定の緩みの有無

⑤ 児の状態
- 全身状態
- バイタルサイン
- 輸液量と排泄量のバランス
- 薬の副作用の有無
- 輸液に対する児の反応

⑥ その他
- 抑制は適切か，抑制による循環障害の有無
- ベッド周囲の環境整備がなされ，危険はないか

※ 小児の輸液セット（微量用点滴セット）

$$\frac{点滴速度}{(滴下数/分)} = \frac{指示総量 (mL) \times 使用点滴セットの 1 mLの滴数規格 (60滴)}{指定時間 (時間) \times 60 (分)}$$

どちらも60なので消える！

ゆえに，小児の場合，1 時間の指示量が 1 分間の滴下数と同じになる。

例：15m L /時間の指示のとき，15滴/分で滴下するとよい。

●点滴速度の計算●

2 高齢者への与薬

高齢者への与薬の援助では，加齢に伴う心身の特徴が薬理作用へどのように影響するかを理解しておくことが，効果的で安全な与薬の援助につながります。

高齢者は平均的には，生体の恒常性維持能力・予備能力が低下していますが，個人差も大きく，その時々の体調によっても薬効の現れ方は違ってきます。

高齢者の心身の特徴と薬理作用

1. 吸収能力

胃液分泌の低下，消化管運動の低下，吸収粘膜面の減少が見られる場合があるが，一般的には鉄剤やビタミン剤などを除いて，吸収量・吸収速度への影響は少ない

2. 代謝・排泄能力低下

①肝臓の縮小・機能低下（解毒作用は若年者の1/3〜1/2）・血流低下（65歳は25歳時より40〜45％低下）・薬物代謝酵素の活性度や量の低下
　⟶ 不十分な代謝のため血中薬物濃度上昇
②腎臓の機能低下（約40歳から1年ごとに腎の排泄能力は1％の割合で低下），糸球体濾過率の低下
　⟶ 薬物の排泄時間の遅延，血中薬物濃度上昇
③男性の場合，前立腺肥大症による排尿困難のケースあり。副作用に排尿困難のある薬剤を使用すると症状悪化

薬剤の安全域が狭い
副作用発現
中毒症状
予期せぬ薬効

3. 分布の変化

①筋肉が減少し薬物を蓄える体脂肪量が増加
　⟶ 脂溶性薬物の脂肪組織への分布の増加
②身体組織量の減少，身体総水分量の減少
　⟶ 水溶性薬物の血中分布の増加
③低蛋白に伴い蛋白結合性薬剤が結合しないまま遊離
　⟶ 蛋白遊離薬物（蛋白と結合しない薬物）の血中増加

体内蓄積
（代謝・排泄能力にも影響を及ぼす）

4. 顕在・潜在的疾病，体力低下

複数の疾患に罹患または罹患のおそれ，体力低下
　⟶ 薬物投与による疾患の顕在化

5. 薬剤多剤併用の可能性，薬剤による反応の変化

各種薬剤を併用している可能性
　⟶ 薬効の相乗・拮抗作用，耐性菌の問題，副作用出現
精神安定剤（眠剤，抗不安薬）の筋弛緩作用などへの感受性（効き目）の増強
　⟶ ベッド転落，歩行障害・脱力感による転倒

──→ 一過性の健忘症のおそれ

──→ 薬剤による感受性の違い

心疾患治療薬への感受性（効き目）の低下

6. 感覚器・運動器系の機能低下

視力低下，難聴，記憶力低下など

──→ 薬袋表示などの読みにくさ・読み間違い，飲み忘れ，飲み違い，飲み過ぎ

歯牙欠損，義歯装着，嚥下機能の低下

──→ 飲みにくさ，むせ返し，誤飲

手指の運動機能の低下

──→ こぼし

7. 注射部位の変化

表皮が薄い，真皮の厚さの減少，筋肉の減少

──→ 筋硬縮，神経損傷の危険

血管の動脈硬化

──→ 血管の弾力性の欠乏

──→ 注射漏れの可能性

多量の輸液

──→ 心不全・腎不全の誘因

持続点滴などによる身体の拘束

──→ 同一体位による心身の苦痛，運動器系の機能低下，褥瘡

高齢者の薬物療法における "5 S"

Simple	簡単な処方（を心がける）
Small dose	少量より開始
Slow dose-up	ゆっくりと増量
Short acting	短時間作用型（をできるだけ選択）
Stop	中止（異常があれば中止）

【引用文献】廣峰義久，池上博司：高齢者糖尿病におけるテーラーメイド医療，プラクティス，26(5)537，2009.

高齢者の薬物療法に対する看護師の役割

1. 指導時

● 患者と家族が納得できるわかりやすい説明をする

● 必要に応じて説明を繰り返す

● 薬袋などを見やすい表示とする。太くて大きい文字で見やすい色とする

● 施設の医師・薬剤師，訪問薬剤師と連携をとる

2. 薬物療法の援助と観察

● 加齢からくる特徴や作用・副作用を理解して，適した薬剤を適量，正確に与薬する（例えば，精神安定剤は短時間作用薬を選び，一般成人の1/3程度の量から投与するなど）

● 複数の施設や診療科にかかる場合は，薬剤の併用状況を把握し，安全で効果的な薬物の併用であるか，医師や薬剤師に情報を伝え，確認する

● 副作用などの問題の予防をはかるとともに早期発見に努める

3 妊産婦への与薬

妊産婦への薬物投与は、妊産婦の心身の特徴、胎児・乳児への影響を考えて投与しなければなりません。

妊産婦の心身の特徴と薬理作用 ——

1. 妊婦の場合

母体に投与された多くの薬剤（分子量600〜1,000以下の薬剤）は、胎盤を通過し胎児に移行するとされていますので、妊娠期間中の薬物投与は慎重でなければなりません。

1) 受精・着床期

まず、受精・着床期に毒性のある薬剤を用いると、細胞が傷害されて胎内死亡の状態になり流産するか、または吸収されてしまうことが多いといわれます。

2) 妊娠約 12 週まで

妊娠約12週までは、胎児の各器官の形態が形成されていく時期であり、薬を使うことによる奇形の危険度が最も発生しやすい時期とされています。このように薬物投与が胎児発達上の原因になる薬は『催奇物質』と呼ばれ、薬によって奇形などの先天的異常を引き起こすことを『催奇形性』と呼びます。

例としては、1958(昭和33)年に日本でも発売され臨床で使用された非バルビツレート系睡眠薬のサリドマイドがあります。1961(昭和36)年にドイツの小児科医が、「妊娠初期にサリドマイドを服用した女性から、四肢短縮・欠損を特徴とする奇形児（あざらし児）が多く生まれている」と発表があり、発売されて約5年後には製造中止となりました。しかし、「再発または難治性の多発性骨髄腫」には薬効が再評価され、2009(平成21)年から販売が再開されています。再評価されたとはいえ、この薬品は催奇形性が確認されておりますので、妊婦または妊娠している可能性のある婦人には禁忌です。

3) 妊娠中期・後期

妊娠中期・後期は、胎児の機能的発達の時期であり、母体に薬物が投与されることにより胎児臓器の機能障害、機能遅延などが起こる場合があるといわれています。また、妊娠後期は、一般に母体の肝機能が低下するおそれがあり、肝臓に負担のかかりやすい薬物投与は可能な限り避けたほうがよいといわれます。

結論としては、妊娠中の薬物投与は慎重でなければなりませんが、母体が危険にさらされることは胎児にとっても危険なことですから、薬物を用いる有益性のほうが用いないよりも勝るならば、比較的危険性のないとされている薬剤投与について医師に相談しなければなりません。

2. 産褥婦の場合

産褥婦が授乳中に薬物療法を受けると，薬剤は母体血行内に入り，母乳に薬物が微量排出されて，乳児が摂取してしまいます。そのとき，乳児が出生間近なほど身体諸器官の機能が未熟なため影響を受けやすい状況になります。

薬物で乳児に影響を及ぼす量の乳汁排泄があるとされているものには，化学療法剤，抗菌薬，鎮痛剤，トランキライザー（神経抑制薬，静穏薬），抗凝固剤，抗けいれん剤，ヒスタミン拮抗剤などの一部がありますが，産褥期の薬物療法は，授乳調整（人工授乳への切り替えなど）によって，乳児への影響を防ぐことが可能ですから，妊娠中よりは薬物投与の問題を予防しやすいといえます。

授乳時も母児両者にとっての安全を考慮して，必要時医師に相談するようにします。

妊産婦の薬物療法における 看護師の役割

1. 薬物療法の母子への影響について，妊産婦やその家族に理解を促す。
2. 胎児への影響が多大な薬剤(例えば，抗がん剤など)による治療期間中は，妊娠を避けるように指導する。
3. 心身の状況に応じ，医師や薬剤師などへ専門的判断を求め，母子の安全を確保していくよう働きかける。
4. 安易に市販薬を使用しないように説明する。
5. 母乳に移行しやすい薬剤は，必要最小限の量・期間を考慮して医師が処方するので，それを守るように指導する。
6. 薬物投与の制限について不安を緩和する。

【参考文献】

1）Arne Schäffler, Sabine Schmidt（三木明徳，井上貴央監訳）：からだの構造と機能，西村書店，1998.

2）Caroline Bunker Rosdahl：TEXTBOOK OF BASIC NURSING, 6th ed, J.B.Lippincott Company Philadelphia, 1995.

3）Elaine N. Marieb（林正健二，小田切陽一他訳）：人体の構造と機能，医学書院，1997.

4）E. リューティエン−ドレコール，J. W. ローエン：アトラス解剖学−人体の構造と機能，第2版，西村書店，2002.

5）Gerard J. Tortora, Bryan Derrickson(桑木共之，黒澤美枝子他共訳)：トートラ 人体の構造と機能 第3版，丸善，2010.

6）Ignoffo RJ, Friedman MA：Therapy of local toxicities caused by extravasation of cancer chemotherapeutic drugs, Cancer Treat Rev, 7（1）：17−27, 1980.

7）NHK取材班：ＮＨＫサイエンススペシャル驚異の小宇宙・人体，別巻1，CG図鑑，日本放送出版協会，1989.

8）Pamela L. Swearingen（氏家幸子監訳）：臨床看護技術アトラス，医学書院，1986.

9）Ray Poritsky（木村邦彦監訳）：カラー＆スタディ解剖学，廣川書店，1992.

10）Ruth F. Craven, Constance J. Hirnle（藤村龍子，中木高夫監訳）：基礎看護学，医学書院，1996.

11）Shahin Khalilpour Naftforoush, 石塚睦子，狩野紀昭：看護師による医療過誤の減少に向けた看護専門学校における教育改善策についての一提案，日本品質管理学会第71回研究発表会研究発表要旨集，2003.

12）Thomas J. Vander Salm, Bruce S. Cutler他（石川浩一監訳）：ベッドサイド基本手技アトラス，メディカル・サイエンス・インターナショナル，1981.

13）Zane Robinson Wolf 編（岡本勝治，佐藤和美他訳）：与薬ミスナースの経験と防止策，医学書院，1999.

14）縣勢津子，山口瑞穂子監：図解・基礎看護技術必携−目でみる看護手順，看護必携シリーズ（20），学研メディカル秀潤社，1992.

15）秋谷忍，秋山武久他：南山堂医学大辞典，第16版，南山堂，1978.

16）天野雅美：わかったつもりの看護技術 第15回 輸液スピード，三方活栓の向きを確認しない輸液，プチナース，12（10），2003.

17）池田義雄，景山茂他編：薬の作用・副作用と看護へのいかしかた，第2版，医歯薬出版，1998.

18）石井トク：医療事故−看護の法と倫理の視点から，第2版，医学書院，1999.

19）石塚睦子，黒坂知子：注射の基本がよくわかる本，照林社，2005.

20）石塚睦子，林省吾，山内麻江，伊藤正裕：看護で役立つ診療に伴う技術と解剖生理，丸善出版，2014.

21）石原和之：抗がん剤の血管外漏出による障害と予防，最新医学，41（11），1986.

22）石原和之他：抗癌剤の血管漏出による障害，日本医事新報（2784），138，1977.

23）井上幸子，平山朝子他編：看護の方法−治療に伴う看護の方法，看護学大系（9），第2版，日本看護協会出版会，1995.

24）井上幸子：看護業務−その法的側面，第4版，日本看護協会出版会，1983.

25）医療事故情報センター編：医療過誤事件症例報告集 第1集，医療事故情報センター，1991.

26）医療事故情報センター編：医療過誤事件症例報告集 第2集，医療事故情報センター，1993.

27）医療事故情報センター編：医療過誤事件症例報告集 第3集，医療事故情報センター，1995.

28）医療事故情報センター編：医療過誤事件症例報告集 第4集，医療事故情報センター，1998.

29）医療事故情報センター編：医療過誤事件症例報告集 第5集，医療事故情報センター，2001.

30）岩本テルヨ，永嶋由理子他：科学的根拠をクリティカルに展開する−注射，連続特集看護技術の安全性・安楽性，月刊ナーシング，19（4），41−71，1999.

31）氏家幸子，阿曽洋子：基礎看護技術Ⅱ，第5版，医学書院，2000.

32）氏家幸子監，中野智津子編：母子看護技術Ⅱ−小児編，臨床看護技術シリーズ（2），211−229，中央法規出版，1998.

33）薄井坦子：看護のための人間論−ナースが視る人体，講談社，1987.

34）唄孝一，宇都木伸，平林勝政編：別冊ジュリスト140号医療過誤判例百選，第二版，有斐閣，1996.

35）海老根久美子：採血時の疼痛軽減に有効な方法の検討−腹部をへこませる方法を用いて−．日本看護研究学会雑誌，Vol.18，臨時増刊，1995.

36）大浦武彦，井川浩晴：静注時の血管外漏出，薬事新報（1292），808，1984.

37）大岡良枝，大谷眞千子編：なぜ？がわかる看護技術LESSON，学研，1999.

38）相賀徹夫編：ジャポニカ（12），大日本百科事典，第2版，小学館，1972.

39）ルイス（大谷杉士，森日出男他監訳）：ルイス−看護の基礎看護技術Ⅱ，廣川書店，1980.

40）大谷道輝：薬の期限はどのくらいあるの？，モダンメディア，64（6），2018.

41）大吉三千代，東郷美香子他：写真で見る基礎看護技術，エキスパートナースMOOK（9），照林社，1997.

42）岡崎美智子監：臨床看護技術−その手順と根拠（母性・小児編），メヂカルフレンド社，1996.

43）岡本陽子，荒井博子編：基礎看護技術，看護テキスト，廣川書店，1993.

44）小田紘：微生物学，第2版，看護テキスト，廣川書店，

1995.

45）小野寺時夫：ナースのための高カロリー輸液管理，南江堂，1982.

46）角濱春美，梶谷佳子：基礎看護技術 看護実践のための根拠がわかる，第2版，メヂカルフレンド社，2015.

47）香春知永，斉藤やよい編：基礎看護技術 看護過程のなかで技術を理解する，改訂第3版，南江堂，2018.

48）川島みどり編，実践的看護マニュアル－共通技術編，第2版，看護の科学社，1990.

49）川原群大監訳：人体解剖学図譜集，アプライ，1994.

50）神崎仁：耳鼻咽喉疾患患者の看護，成人看護学13，第2版，新版看護学全書（28），メヂカルフレンド社，1998.

51）幸田由香，森谷忠生：輸液ポンプ，小児看護，32（3），285－289，2009.

52）厚生省医務局長通知：医師法第十七条等の疑義について，1951. 11/5付け医収第616号.

53）厚生省医務局長通知：保健婦助産婦看護婦法第三十七条の解釈についての照会について，1951. 9/15付け医収第517号.

54）厚生労働省医政局長通知：看護師等による静脈注射の実施について，2002. 9/30付け医政発 第0930002号.

55）厚生労働省医政局長通知：新たな看護のあり方に関する検討会中間まとめ，2002. 9/6.

56）幸保文治：注射速度について－－「緩徐に」の具体的速度，臨床と薬物療法，12（7），114－115，1993.

57）幸保文治：目で見る輸液関連システムと混注の実際，明治製菓，1993.

58）小堺堅吾：ナースの知っておきたい看護事故の法律常識，学研，1984.

59）小島喜夫：系統看護学講座 専門基礎［10］，関係法規－社会保障制度と生活者の健康，第32版，医学書院，2000.

60）小玉香津子，坪井良子他編：看護の基礎技術Ⅱ，看護必携シリーズ（2），学研，1997.

61）小西敏郎編著：輸液管理の新しい知識と方法，メヂカルフレンド社，2001.

62）澤本政子，布川雄一郎：実践看護技術マニュアル，医学芸術社，1998.

63）塩川優一，幸保文治編著：正しい注射法のために，中外医学社，1981.

64）正津晃，山林一他監修：小児看護1，新図説臨床看護シリーズ（10），学研，1995.

65）正津晃，山林一他監修：成人看護1，新図説臨床看護シリーズ（1），学研，1994.

66）白髭勝世：〈Druge Therapy〉抗癌剤静脈漏時の対策，実験治療（第151回日本内科学会九州地方会），519，22－23，1976.

67）鈴木秀郎，野田浩司他編：ナースのためのすぐに役立つ医薬品情報集，廣川書店，1993.

68）鈴木俊夫：医療過誤の現状とその課題，臨床看護，28（1），9－13，2001.

69）聖マリアンナ医科大学横浜市西部病院看護部：特集知っておきたい注射・輸液"なぜ・何"Q＆A，プチナース，7月号，2003.

70）聖マリアンナ医科大学横浜市西部病院看護部・薬剤部：特集注射がうまくできる完全ポイント，エキスパートナース，18（13），2002.

71）高田利廣：看護過誤判例集，日本看護協会出版会，1996.

72）高橋修二，仲川義人：輸液上の問題点コアリングをどう防ぐか，エキスパートナース，9月号，1999.

73）高久史麿監修：特集くすり，健康と環境（12），東京顕微鏡院，1997.

74）寺崎明美，田中照二監修：臨床看護－薬剤ハンドブック，じほう，1997.

75）戸倉康之編：注射マニュアル，エキスパートナースMOOK（5），照林社，1988.

76）富野康日己他：感染の理解と消毒・滅菌の看護へのいかしかた，医歯薬出版，1999.

77）朝長文彌，小林輝明編：ナースのための臨床薬剤学－くすりを適正に使うために，廣川書店，1996.

78）中島光好著：薬理学，新版看護学全書（6），メヂカルフレンド社，1993.

79）中西睦子編：看護サービス管理，第2版，医学書院，2002.

80）中原保裕著：ナース・薬剤師のための臨床に生かしたいくすりの話，改訂版，学研，1997.

81）中原保裕著：知って得するナースのための薬の豆知識，別冊ナーシング・トゥデイ（14），日本看護協会出版会，2000.

82）新村真人著：皮膚疾患患者の看護，成人看護学11，第2版，新版看護学全書（26），メヂカルフレンド社，1998.

83）西崎統，岩井郁子編：症状別疾患別くすりと看護（JJNブックス），新訂版，医学書院，1996.

84）日本医薬情報センター編：医療薬日本医薬品集2000，第23版，じほう，2000.

85）日本看護協会：協会ニュース日本看護協会医療・看護安全管理情報No. 3 毒薬等の盗難・紛失事件を防ぐ，vol.405，2001.

86）日本看護協会：静脈注射の実施に関する指針，2003.

87）日本看護協会：看護白書 平成14年版，日本看護協会出版会，2002.

88）日本老年医学会 日本医療研究所開発機構研究費・高齢者の薬物治療の安全性に関する研究研究班編：高齢者の安全な薬物治療ガイドライン2015，日本老年医学会，p13，2015.

89）日本薬局方解説書編集委員会編：第十六改正日本薬局方解説書（学生版），廣川書店，2011

90）任和子他：系統看護学講座 基礎看護学［3］，基礎看護技術Ⅱ，第17版，医学書院，2017.

91）任和子他編：根拠と事故防止からみた基礎・臨床看護

技術，第2版，医学書院，2017.

92）延近久子編：臨床実習で学ぶ基礎看護技術，エキスパートナースMOOK（6），照林社，1995.

93）野間口千香穂：与薬・注射，小児看護，17（5），552－556，1994.

94）橋本信也：ナースのための薬の知識，エキスパートナースMOOK（2），第2版，照林社，1994.

95）馬場一雄，松下和子他編：注射と看護，看護MOOK（38），金原出版，1991.

96）濱田幸子監修：基礎看護技術－その手順と根拠，メヂカルフレンド社，1994.

97）林佳奈子，岡戸敏子他：経口；子どもの成長発達と内服方法，小児看護，32（4），398－405，2009.

98）日野原重明，阿部正和他著：系統看護学講座 専門基礎［1］，人体の構造と機能［1］，解剖生理学，第5版，医学書院，1996.

99）広瀬千也子，中村美知子他監修：感染とケア，ケアのこころシリーズ（9），インターメディカ，1998.

100）廣峰義久，池上博司：高齢者糖尿病におけるテーラーメイド医療，プラクティス，26(5)537，2009.

101）深井喜代子編：新体系 看護学全書 基礎看護技術2，第4版，メヂカルフレンド社，2017.

102）深谷翼：判例に学ぶ看護事故の法的責任，日本看護協会出版会，2001.

103）福田健夫，石橋丸応著：薬理学・薬剤学，看護テキスト，廣川書店，1988.

104）堀嘉昭，佐藤博子他：系統看護学講座 専門［15］，成人看護学［11］，皮膚疾患患者の看護，第10版，医学書院，1999.

105）堀岡正義，清水直容編著：服薬指導－その考え方と実際，第4版，62，じほう，1992. 227

106）松村讓兒著：イラストでまなぶ解剖学，医学書院，1999.

107）水島裕監修：疾患・症状別今日の治療と看護－ナース・看護学生へ贈る専門医からのメッセージ，南江堂，1996.

108）水原春郎監修：看護必携シリーズ（10），小児看護，学研，1999.

109）宮川政昭：くすりの与え方と製剤の特徴，小児看護，17（6），666－668，1994.

110）宮川政昭：小児特有の薬物療法上の原則，小児看護，17（6），669－671，1994.

111）宮崎勝巳監修：表解注射薬の配合変化 混注時の留意点，改訂7版，じほう，1998.

112）宮本留美子，窪田由花他：注射；静脈，皮内・皮下，筋肉，小児看護，32（4），410－423，2009.

113）三輪谷俊夫監修：消毒剤ハンドブック－ＭＲＳＡなどの耐性菌対策を詳説，日総研出版，1991.

114）柳井和美，西村千秋他：経腸；坐薬と浣腸，小児看護，32（4），406－409，2009.

115）柳田邦男：緊急インタビュー「逆説的な言い方ですが，医療者はもっと事故に“親しんで”ほしいと思います」，月刊ナーシング，15（9）14－19，1999.

116）Richard S.Snell（山内昭雄訳）：スネル臨床解剖学，第3版，メディカル・サイエンス・インターナショナル，2002.

117）山岡桂子，近森温子ほか：アンプルカットの方法と混入異物，およびガラス細片の動物におよぼす影響，病院薬学，2（2）114，日本病院薬剤師会編集，1976.

118）山下千鶴，西岡美佐枝他：特集ベッドサイド技術マニュアルⅢ－治療処置にともなうケア，経口与薬，小児看護，22（9），1148－1154，1999.

119）山田益城，宮家淳他著：ナースのための薬剤学，第5版，南山堂，1982.

120）山元恵子監修：写真でわかる小児看護技術アドバンス［DVD付］－小児看護に必要な臨床技術を中心に，インターメディカ，2017.

121）山本君子：わかったつもりの看護技術 第14回 患者さんの状態を考慮していない静脈注射，プチナース，7月号，2003.

122）山本光映：点滴静脈注射とは，小児看護，32（3），270－277，2009.

123）山本光映：点滴静脈注射の実施にあたり理解すべき解剖生理を含めた小児の特徴，小児看護，32（3），279－283，2009.

124）輸液製剤協議会：https://www.yueki.com（2019年1月15日現在）．

125）横地千仭著：写真で見る解剖学 人体，第3版，医学書院，1974.

126）吉田時子，前田マスヨ監修：基礎看護学2，標準看護学講座（13），第4版，金原出版，1998.

127）吉武香代子：子どもへの与薬と看護婦の役割，小児看護，18（12），1663－1669，1995.

【協力企業一覧】

本書制作にあたり，製品写真等をご提供いただきました。
ご協力に心より御礼申し上げます。

第2章 内用薬

p.14

1）塩酸バンコマイシン散0.5g，塩野義製薬株式会社
2）ケフラール®細粒小児用100mg，塩野義製薬株式会社
3）L-ケフラール®顆粒，塩野義製薬株式会社
4）フラジール®内服錠250mg，塩野義製薬株式会社
5）チオデロン®カプセル5mg，日医工株式会社
6）ケフラール®カプセル250mg，共和医薬品工業株式会社
7）メジコン®配合シロップ，塩野義製薬株式会社
8）ラキソベロン®内用液0.75％＜10mL＞：定量滴下型遮光気密容器，帝人ファーマ株式会社

p.21

9）マイスコ与薬カート，松吉医科器械株式会社
10）床頭台用投薬ケース（取り外し式・4駒）PT-4F，株式会社エスティーメディカル

第3章 外用薬

p.32

11）イソジン®うがい薬，ムンディファーマ株式会社
12）ビソルボン®吸入液0.2％　45mL，サノフィ株式会社
13）大正ルゴール　ピゴン，大正製薬株式会社
14）人口涙液型点眼剤ソフトサンティア®，参天製薬株式会社
15）タリビッド®耳科用液0.3％，第一三共株式会社
16）鼻炎用点鼻薬ナザール®「スプレー」，佐藤製薬株式会社
17）リンデロン®-VG軟膏0.12％（チューブ・瓶），塩野義製薬株式会社
18）モーラス®テープL40mg，久光製薬株式会社
19）ニトロダーム®TTS®0.25mg，サンファーマ株式会社
20）オキナゾール®腟錠600mg，田辺三菱製薬株式会社
21）フラジール®腟錠250mg，富士製薬工業株式会社

p.35

22）イソジン®うがい薬，ムンディファーマ株式会社

p.36〜38

23）アトムサニライザ303，アトムメディカル株式会社

p.41

24）大正ルゴール　ピゴン，大正製薬株式会社

p.50

25）モーラス®テープL40mg，久光製薬株式会社

p.52

26）フランドル®テープ40mg，トーアエイヨー株式会社
27）ニトロダーム®TTS®0.25mg，サンファーマ株式会社
28）フランドル®テープ40mg Q&A「Q02.フランドルテープをきれいに貼るには？」，トーアエイヨー株式会社
29）フランドル®テープ40mg Q&A「Q03.フランドルテープはどこに貼ればいいの？」，トーアエイヨー株式会社

p.53

30）インドメタシン坐剤25「NP」，ニプロ株式会社
31）リンデロン®坐剤0.5mg，塩野義製薬株式会社
32）強力ポステリザン®（軟膏），マルホ株式会社
33）ボルタレンサポ25mg・50mg，ノバルティス　ファーマ株式会社

p.55

34）オキナゾール®腟錠600mg，田辺三菱製薬株式会社
35）フラジール®腟錠250mg，富士製薬工業株式会社

第5章 注射—器具と薬品

p.69

36）テルモシリンジ®10mL，テルモ株式会社
37）ガラス製注射器，株式会社トップ

p.70

38）インターチェンジャブル注射筒 10mL ガラス先，翼工業株式会社
39）ルアーメタル先，翼工業株式会社
40）テルモシリンジ®中口，テルモ株式会社
41）インターチェンジャブル注射筒 5mL ガラス先，翼工業株式会社
42）テルモシリンジ®横口，テルモ株式会社
43）白硬注射筒20mL ガラス先，翼工業株式会社
44）テルモシリンジ®スリップチップロック式，テルモ株式会社
45）インターチェンジャブル注射筒 10mlL ルアーロック先，翼工業株式会社

p.71

46）テルモシリンジ®10mL（パッケージ写真），テルモ株式会社

p.73

47）テルモシリンジ®，ガラス製シリンジ1mL，2mL，2.5mL，3mL，5mL，10mL，20mL，30mL，50mL，100mL，テルモ株式会社，株式会社トップ

p.74

48）テルモシリンジ®1mL，10mL，テルモ株式会社
49）マイジェクター®，テルモ株式会社
50）ガラス製注射器（内筒青），株式会社トップ

p.76

51）テルモ注射針21G・23G，テルモ株式会社

p.84

52）テルフュージョン®輸液セット20滴≒1mL，60滴≒1mL，テルモ株式会社

p.85

53）テルフュージョン®定量輸液セットA，テルモ株式会社
54）プラネクタ®輸液ライン，株式会社ジェイ・エム・エス

p.86

55）サフィード®延長チューブ，テルモ株式会社

p.87

56）シュアプラグ®三方活栓（R型・多連型），テルモ株式

会社

57）プラネクタ®SC，株式会社ジェイ・エム・エス

58）テルフュージョン®三方活栓，テルモ株式会社

p.89

59）シュアプラグ®，テルモ株式会社

60）プラネクタ®，株式会社ジェイ・エム・エス

p.91

61）ELDフィルタ・IVフィルタ，株式会社ジェイ・エム・エス

62）テルフュージョン®輸血セット・輸血フィルター，テルモ株式会社

63）ニプロ連結管，ニプロ株式会社

p.92

64）テルフュージョン®シリンジポンプ（TE-331S），テルモ株式会社

65）テルフュージョン®輸液ポンプ（TE-261），テルモ株式会社

p.93

66）アトロピン硫酸塩注0.5mg「フソー」，扶桑薬品工業株式会社

67）ケイツー®N静注10mg，エーザイ株式会社

68）ラシックス®注20mg，日医工株式会社

69）ブドウ糖液20%PL「フソー」，扶桑薬品工業株式会社

p.97

70）セフメタゾン®静注用1g，第一三共株式会社

71）ソル・コーテフ®静注用1000mg，ファイザー株式会社

p.99

72）ポタコール®R輸液　500mLソフトバッグ，株式会社大塚製薬工場

p.103

73）テルモ糖注TK，テルモ株式会社

74）大塚生食注2ポート50mL，株式会社大塚製薬工場

75）セファメジン®α点滴用キット1g，LTLファーマ株式会社

76）ネオパレン®1号輸液，株式会社大塚製薬工場

第6章　注射―方法と援助

p.107

77）一般診断用精製ツベルクリン 0.25μg1人用×10，日本ビーシージー製造株式会社

78）一般診断用精製ツベルクリン 1μg2mL，日本ビーシージー製造株式会社

p.109

79）ワンショットプラス®P EL-II，白十字株式会社

80）ワンショットプラスヘキシジン™0.2，白十字株式会社

p.149

81）テルフュージョン®輸液セット20滴≒1mL，テルモ株式会社

p.161

82）プラネクタ®，株式会社ジェイ・エム・エス

p.163

83）シュアプラグ®輸液セット，テルモ株式会社

84）テルフュージョン®輸液ポンプ（TE-261），テルモ株式会社

p.167

85）テルフュージョン®シリンジポンプ（TE-331S），テルモ株式会社

第7章　注射と安全

p.190

86）3Ｍ™テガダーム™コンフォート フィルム ドレッシング，スリーエム ジャパン株式会社

87）ステプティ™，ニチバン株式会社

88）ワンショットプラス®，白十字株式会社

89）ワンショットプラスヘキシジン™0.2，白十字株式会社

p.191

90）セーフティSVセット（誤穿刺防止機構付翼状針付），株式会社ジェイ・エム・エス

91）サーフロー®V3，テルモ株式会社

p.196

92）バンコマイシン点滴静注用0.5g「トーワ」，東和薬品株式会社

p.199

93）シュアプラグ®延長チューブ，テルモ株式会社

94）シュアプラグ®延長チューブ スライドロックコネクター，テルモ株式会社

95）シュアプラグ®ADシリーズ，テルモ株式会社

96）プラネクタ付延長チューブ，株式会社ジェイ・エム・エス

p.208

97）プラスチック製メディカルペール サンペールK#20，株式会社関西通商

98）段ボール製メディカルペール 40リットル医療廃棄物用A式段ボール容器，株式会社関西通商

99）プラスチック製メディカルペール サンペールK#20T，株式会社関西通商

索　引

数字

5つのR　58,61,184

A

AIR　99
ampoule　93
ampule　93
Augsberger の式　212

B

B 型肝炎ウイルス　191,192
barrel　69
bevel　75
boat　191

C

C 型肝炎ウイルス　191
cannula　75
canule　75
cataplasm　50
CDC　188
center tip　70
core　195
crenme　83
cylinder　69

D

disposable　69
drug　2

E

ear drops　46
eccentric tip　70
EOG　71
extension tube　86
eye drops　43

F

flange　69
fomentation　50
Fried の式　212

G

gargle　35

gasket　69
gauge　75
Gross triangle　127

H

Harnack, 中山の換算表　212
HIV　191
hub　75

I

inch　75
inhalant　36
inhalation　36
INLET　99
intradermal injection　106
intramuscular injection　120
intravenous drip injection　146
intravenous injection　141
ISO　77
IVH　146

J

JIS　75

K

Klemme　83

M

medication　2
mg　7
mL　7
mouthwash　35

N

needle　75
NEOLUS　76
NON-PYROGENIC　76
NON-TOXIC　76
normal rate　193
nose drops　47

O

ointment　49
ophthalmic solution　43

ophthalmic ointment　45
OUTLET　99

P

Piggyback 法　170
piston　69
plunger　69
poultices　50
priming　149

R

rapid rate　193
RB　ix,75,76
regular bevel　75,76
regular tip　70
Right Dose　58,61,184
Right Drug　58,61,184
Right Patient　58,61,184
Right Route　58,61,184
Right Time　58,61,184

S

SB　ix,75,76
Scammon の発育型　210
short bevel　75,76
slow rate　193
subcutaneous injection　112
suppository　53
syringe　69
STERILE　76

T

Tandem 法　170
tip　69,70
TPN　146

U

ultrasonic nebulizer　36

V

vial　97

Y

Y 字管　83,86

238

Z

Z 字法　137
Z-track technique　137

あ

アダプター　103
圧迫止血用パッド　190
アンプル　93
アンプルカット　94,188,194

い

イージーカット　195
胃管　28
医師法　174
イソジン® ガーグル　35
イソジン® 含嗽剤　35
イソプロパノール　189
痛み　204
異物混入　194
一般名　4,93
一般用（点滴セット）　82,84
医薬品　2
医療廃棄物　207
医療事故　178
胃瘻　63
飲酒　20
飲食物　20
インスリン専用注射器　74,115
インチ　75
咽頭塗布剤　41

う

うがい　35
運動器　230

え

栄養補給　146
エアー針　102
エアーベントフィルター　90
エアーロック　140
エアゾール　39
液剤　215
エタノール　189
エチレンオキサイドガス　71
エフェドリン塩酸塩　6
延長チューブ　86

お

オートクレーブ　72
押子　69

押子頭　69
オス　86
オブラート　19,21
温度管理　200

か

外耳道　46
外筒　69,188
外用　7
外用薬　32
外眼角　44,45
覚醒剤　5,6
覚せい剤取締法　6
学童　214
隔壁　103
角膜　44
ガスケット　69
カテーテル　147
カテーテルチップ　28,70
カテラン針　78
カニューレ　75
過敏症　201
痂皮　49
カプセル　14,22,215
カラーコード　77
ガラス製注射器　69,72,73,79
ガラス瓶　97
ガラス棒　45
ガラスボトル　101
顆粒　14
過量　179
カルシウム拮抗薬　20
加齢　229
簡易式噴霧器　48
感覚器　230
緩下剤　27
眼瞼結膜　43
柑橘類果汁　20
看護学生　177
含嗽剤　35
感染　180
感染予防　69,188
管注　63,161
眼軟膏　45

き

危険性　182

239

記号　12
キシロカイン®テープ　50
喫煙　20
キャップ　79,191
吸引　80,94
吸子　69
吸子頭　69
吸収　8,20,229
吸収経路　15,33,68
吸収速度　ix ,67
吸入　36
行政解釈　176
局所麻酔剤　204
筋肉注射　viii ,66,120,221
筋肉痛　50

く

空気針　102
空気の混入防止　179,198
空気濾過栓　82
躯幹部　viii
駆血帯　142,148
薬入れケース　21
薬専用ポケットつきカレンダー
　21
クラークの点　viii ,121,124,125,135
クランプ　83
クリーンベンチ　189
グリセリン　50
クレンメ　83,85,149,166
グロスの三角　127
クロルヘキシジングルコン酸塩
　109,143,151,190

け

ケアマーク　12
ゲージ　ix ,75
経時的変化　199
継続注射　120,130
経鼻胃管用栄養剤　63
頸部　93
劇薬　6
血液抗凝固薬　20
血管外漏出　183,205
結膜　44
結膜囊　43

捲綿子　41

こ

コアリング　195
高圧蒸気滅菌器　72,76
口蓋弓　42
口蓋扁桃　42
口蓋帆　42
高カロリー輸液　63,146
抗がん剤　205
孔径　90
硬質プラスチックボトル　100
向精神薬　5
厚生労働省　176
光線管理　200
抗体ワクチン　192
口中錠　14,15,30
高齢者　229
誤嚥予防　28
国際標準化機構規格　77
口頭指示　10
コカイン　5
固形剤　32
誤刺防止注射器具　191
誤注入事故　62
コック　87,88
固定　190
コデイン　5
コミュニケーション　204
ゴム管　83,84
ゴム栓　97,196
誤薬　178

さ

在庫方式　12
催奇形性　231
最終有効年月　93
最低有効濃度　7
最高有効濃度　7
細粒　14
鎖骨下静脈　147
坐骨神経　viii ,121,122,127,130
雑尖　21,49
坐薬　34,53
坐剤　53
白湯　28

サリドマイド　231
三角筋　viii ,112,114,119,120,128,
　136,140
散剤　14,18,19,22,214
散瞳　43
産婦　231
三方活栓　85,86,87,88,161

し

シーネ　206
耳介　46
自己管理方式　12
自己注射　177
湿布剤　50
刺入角度　ix ,204
──（皮内注射）刺入角度
　106,109
──（皮下注射）刺入角度
　112,119
──（筋肉注射）刺入角度
　120,123,124,128,130,136
──（静脈内注射）刺入角度
　141,144
──（点滴静脈内注射）刺入角
　度 147,151
四分三分法
　viii ,121,122,123,132,140
遮光包装　93
遮光瓶　93
尺側皮静脈　viii ,113,147,224
重曹　72
主作用　7
収斂　35,47
縮瞳　43
消化管ルート　62
食間　17
上大静脈　63,147
消毒　189
生薬　50
小児　210
小児用（点滴セット）　84,224
止痒　43,49
シュアプラグ®　85,87,89
錠剤　14,215
ショック　141,146,180
潤滑油　54

240

循環血漿量　146
使用期限　93,200
商品名　4,93
静脈内注射　viii ,68,141,223
静脈留置針　78,159
処方箋　59,61
上腕伸側部　viii ,113,116
シリンジポンプ　92,167
針管　75,188
神経麻痺　179
浸透圧　146
シンメルブッシュ煮沸消毒器
　72,76
新薬　3

す

水薬　14,25,215
水剤　14,25
スタンダード型（点滴セット）
　84
ストック方式　12
スポイト　47,214
スライドクレンメ　90
スリップチップ　70

せ

清潔　188
精神安定剤　229
精製ツベルクリン液　107
正方形薬包紙　19
製薬企業名　93
成人用（点滴セット）　82,84,154
正中皮静脈　viii ,141,147,224
精油　50
舌圧子　41
舌　18
舌下錠　14,15,29
接続部　86,199
説明　63,202
セルフベント　90
穿刺不要な輸液剤　103,197
前腕屈側　viii ,106,109

そ

即時指示　10
塞栓症　62

側注　63,162
速度　193
咀しゃく錠　14
足背静脈弓　viii ,147

た

体液バランス　146
胎児　231
胎盤　231
代謝　8,20,229
大腿四頭筋　viii ,114,120,130,136
態度　202,203
体内動態　8
体部　93
大麻　6
タコ管　83,84
多剤併用　229
ダブルベベル　75

ち

治験　3
腔錠　55
注射　7,66
注射器　69
注射針　75,77
注射筒　69
注射薬　93
注射ルート　62
中心静脈　63,147
中毒域　7
チューブ　83
超音波ネブライザー　36
長期飲酒者　20
貼付剤　32,50
貯法　93
腸瘻　63
治療域　7

つ

通気孔　82
通気針　102
使い捨て　69
筒先　69,70
つばもと　69
ツベルクリン反応　107

て

定時指示　10
定量筒　170
滴下数　154
滴剤　27
鉄剤　20
テトラサイクリン系抗菌薬　20
点眼薬　32,43
点耳薬　32,46
点滴口　82,84
点滴更新　157
点滴静脈内注射　viii
　,68,146,163,223
点滴セット　82,84,85
点滴滴下不良　156
点滴筒　83,84
点滴漏れ　180
点入剤　45
点鼻薬　32,47
添付文書　11,93

と

糖衣錠　215
導管　83
橈側皮静脈　viii ,147
疼痛感覚軽減法　204
導入針　82
糖尿病治療薬　20
頭皮針　225
頭部　93
投与方法　7
投与方法ミス　179
ト型混注口　83
特定行為　175
毒薬　6
塗擦　33
ト字側注口　83
ドリップチャンバー　83
トローチ　14,15,30
頓服　17

な

内眼角　44,45
内筒　69,74,188
内筒頭　69,188
内服薬　14,15,18

241

内用　7
内用薬　14
中口　70
軟膏　49

に

ニトロペン®舌下錠　29
日本薬局方　2,12,93,200
乳児　214
乳鉢　28
乳棒　28
妊産婦　231
妊娠　231

ね

捻挫　50
年少幼児　214
年長幼児　214

の

能書き　11

は

バイアル　97,188
廃棄物　207
配合変化　199
排泄　8,229
背側中手静脈　viii ,147
刃先　75
ハザードマーク　208
バッカル錠　14
パップ剤　50
刃面　75,80
刃面角度　ix
刃面長　75
針先　75
針刺し事故　191,192
針捨て容器　96,191
針基　75,188
半減期　20
半固形剤　32
汎用輸液セット　92
判例　174,178

ひ

ピールオフ　100

ピールカット　71
ピオクタニン　41
皮下注射　viii ,66,112,220
皮脂厚　113,123
ヒト免疫不全ウイルス　191
皮内注射　viii ,66,106,218
非有効域　7
標準予防策　188
微量用（点滴セット）　84
鼻涙管　44
瓶針　82,85,197

ふ

フィルター　90
拭き綿　43,45
副作用　7,182
腹壁（への皮下注射）　115
服用時間　17
蓋つきボート　191
普通薬　6
不適合輸血　178
舟形容器　191
プラスチックアンプル　95
プラスチック製注射器　69,71,73
プラスチックソフトバッグ　100
プラネクタ®　89
フランジ　69
フランドル®テープ　52
フリップオフ　100,101
ブルーシリンジ　74
プルオフ　100,101
噴霧式エアゾール剤　39
分布　8,229

へ

米国疾病管理予防センター　188
閉鎖式輸液ライン器具　89
ヘパリンロック　63

ほ

紡錘型　53
保管　12,201
保助看法　174
発赤　183

母体　231
母乳　232
ホッホシュテッターの部位　viii, 121,124,126,135
ポピドンヨード　35

ま

マイクロドリップ型（点滴セット）　84
麻薬　5
麻薬及び向精神薬取締法　5

み

ミニクランプ　86
味蕾　18

む

無免許医業　180

め

メス　86
滅菌バッグ　71,79,188
滅菌フィルム　190
目詰まり　90
目盛　80
綿棒　41

も

モルヒネ　5
漏れ防止　205

や

薬袋　59,64
薬機法　2,11
薬効　9
薬物　2
薬包紙　19
（薬）用量　6,9,213

ゆ

有効期限　200
輸液剤　99,100,101,102
輸液剤ルート　63
輸液針　83,84
輸液ポンプ　92,163,165,166
有害作用　7

有効域　7
ユニットドース方式　12

よ

溶解液　103
幼児　214
翼状針　78,85,148
翼付静注針　78
横口　70
与薬車　21
用法　93
用量　93

ら

ラキソベロン®　27
ランセットポイント　75

り

リキャップ　96,191
略号　4
リラクゼーション　204
臨時指示　10
臨床試験　3
リント布　49,50

る

ルアーカテーテル　70
ルアーチップ　70
涙滴型　53
ルゴール液　41

れ

冷罨法　204
冷所　12
連結管　83,91

ろ

濾過網ジョイント　83
ロックコネクター　85
ロック式　70

わ

ワーファリン®　20
ワルファリンカリウム　20

わかりやすい与薬（第6版）

2000年9月4日　第1版第1刷発行
2019年2月27日　第6版第1刷発行

著　者　石塚睦子（いしづか むつこ）
　　　　黒坂知子（くろさか ともこ）
発行所　株式会社テコム　出版事業本部
　　　　東京都新宿区百人町1-22-23
　　　　新宿ノモスビル2F（〒169-0073）
　　　　（営業）TEL 03（5330）2441
　　　　　　　　FAX 03（5389）6452
　　　　（編集）TEL 03（5330）2442
　　　　URL　http://www2.tecomgroup.jp/books/
印刷所　株式会社　光邦

ISBN978-4-86399-438-6 C3047
イラスト：三橋絵里子，黒坂悦子(p.61)
撮影：石塚睦子
撮影協力：了德寺大学，二宮恵美（p.226）